最強燃脂肌力訓練

改變你的體態

鄭周鎬 著 林育帆 譯

남자의 어깨를 완성하는 절대 10분
남자의 힙을 완성하는 절대 10분

Part 1 >>>>> 【上半身篇】

每天10分鐘，4週打造微肌肉線條

想練出性感肌肉，你該這樣做！

Step1　刺激肩膀肌肉，打造性感曲線

■ 體型，決定你的運動方式！

Step2　增加肌肉量，重塑緊實身形

■ 鍛鍊上半身時，容易發生的4個問題

■ 專注於鍛鍊，誰都能練出完美肌肉

Part 2 >>>>> 【下半身篇】

每天10分鐘，4週練出緊實臀部

強化訓練下半身，增肌又減脂！

Step 1 ｜ 喚醒臀部肌肉，強化下半身力量

Step 2 ｜ 彈力再提升，練出迷人微笑臀

鍛鍊下半身時，容易發生的 4 個問題

持之以恆鍛鍊，一定會看到成果

contents

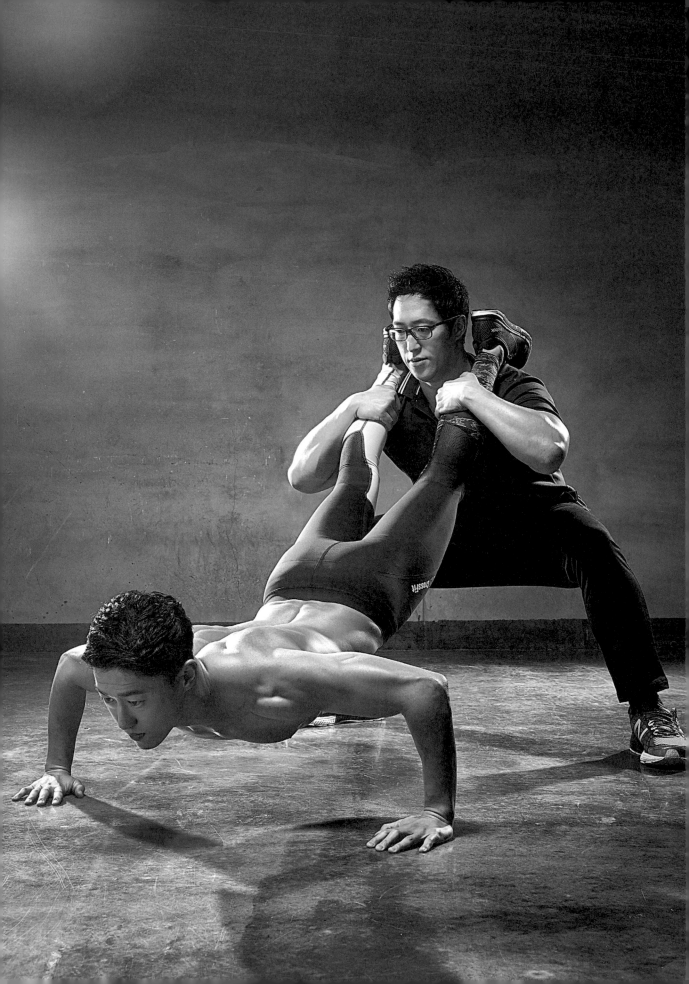

上半身篇

Part 1

每天10分鐘，
4週打造微肌肉線條

想練出性感肌肉，你該這樣做！

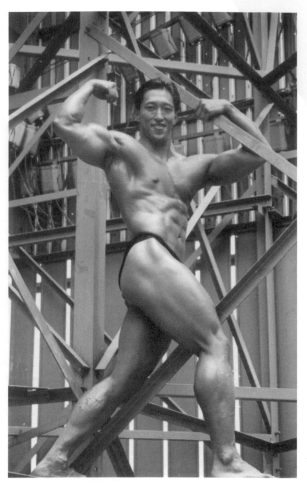

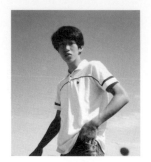

▲ 年輕時，體重只有 49
公斤的弱肌模樣。

◀ 活躍於各大健身比賽
的強健模樣。

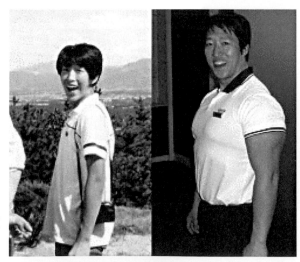

▶ 成功克服小骨架及瘦
弱體態，透過訓練，
成為性感肌肉男。

打造完美體態，從「上半身」開始

　　根據某項以30歲以下女性為調查對象的結果顯示，約有43%的女性表示「擁有寬肩、闊背及性感胸肌」的男人，十分有魅力。也就是說，男性的寬肩膀是「男性美的象徵」，也代表「完美理想的身材」。

　　此外，近來許多女性也開始追求「微肌肉」。事實上，肌肉才是雕塑完美體態的真正關鍵，擁有肌肉，就能輕鬆打造易瘦體質，長久維持曼妙身材。然而，有些女性害怕鍛鍊肩膀，怕一不小心就會練成金剛芭比。請千萬不要擔心，因為女性的肌肉組成不同於男性，想要鍛鍊成如健美小姐般的壯碩身材，需要特殊的飲食輔助才能達成；反之，適當的鍛鍊肩膀，可刺激背肌、斜方肌與手臂肌肉，達到瘦手臂、雕塑鎖骨線和美化背部曲線的功效。

　　因此，不論你想成為肩膀寬闊的男人，或是擁有性感鎖骨線的女人，請務必從「練肩膀」開始，徹底改變你的身體組成，進而打造超完美體態。

男女都該練肩膀，彌補身材缺陷

　　一直以來，「腹肌」是判斷男性是否擁有完美身材的標準。只要腹部的「王字肌」越明顯，代表身材越好。不過，腹肌雖然重要，卻不能隨意展現；反之，在上半身肌肉中，最需花時間鍛鍊的部位是「肩膀」。這是因為襯衫若未打開，就看不見腹肌；仍而肩膀輪廓大小，不需脫衣服也能輕易展現。至於女性，若能強化上半身的線條，也能在視覺上彌補先天臀部較大，調整上下半身比例的平衡。

　　換言之，不論男女，若想打造好看的體態，上半身的比例絕對是關鍵。

每天 10 分鐘，搶救大臉、短腿與弱肌身材

　　單純為健康而運動的時代已經過去了，除了健康，現代人也很重視「體態」。若想改善身材的缺點、搶救不滿意的體型，均可透過「運動」調整。

　　雖然上半身的肉不多，只要努力鍛鍊，便能得到良好效果。若你是因「沒時間」、「體力差」，希望能在短時間內得到顯著的效果；或只希望針對單一部位訓練，我最推薦「上半身運動」，其中「練肩膀」的效果最好。

　　鍛鍊上半身後，體態就會改變，包括：❶因為肩膀變寬，相對地臉看來就會變小；❷視覺焦點停在上半身，掩飾身高矮小的缺點；❸若屬於下半身乾瘦且弱不禁風的人，一旦肩膀厚實，體格看起來就好。因此，請拋下「骨架天生很小」、「沒時間運動」、「練肩膀會變壯」等藉口，每天進行10分鐘的上半身運動，打造充滿魅力的強壯體格和性感曲線。

一天 4 個動作，4 週改變上半身

「4 週上半身運動計劃」是由一天進行 4 個動作所組成，星期一、三、五是集中鍛鍊肩膀肌肉的運動；而星期二、四、六則進行強化肩膀周圍肌肉的運動。依照週次的不同，調整運動目標，並逐漸提高強度。

第 1 週的星期一先熟悉 4 個動作，星期三複習星期一學到的其中 2 個動作，並再學 2 個新動作，星期五也是複習星期三學到的 2 個動作，再學習 2 個新動作，依序循環鍛鍊。至於肩膀周圍的肌肉，則採「局部訓練」的方式，每週學習 4 個新動作，並在星期二、四、六時反覆操作即可。透過 4 週進行 42 種運動，不僅能強化肩膀，也能同時鍛鍊胸部、背部、手臂及腹部等部位，進而練出完美的上半身體態。

運動不用久，10 分鐘就 OK！

「發揮專注力，每天運動 10 分鐘就 OK！」是我提倡的口號。一定有許多人會納悶，「10 分鐘有用嗎？」事實上，比起運動時間，發揮多少專注力更重要。

為什麼只需 10 分鐘就有效？<u>因為本書中的運動，是能同時鍛鍊肌肉群及周圍肌肉的「複合式體能訓練」</u>。因此，在 4 週上半身運動計劃中，進行一種動作時，能同步刺激 3～7 個肌肉部位，可大量消耗卡路里，提高運動效益。因此，只要專心進行 10 分鐘複合式體能訓練，其效果將比一般肌力訓練增加 3 倍，最多甚至可增加至 7 倍。

依照體能，調整運動強度

「4 週上半身運動計劃」是以「任何人皆能輕易進行」的前提下所設計，並在 4 週內以由淺入深、循序漸進的方式，逐步提高運動強度。同時，以「肩膀 1」、「肩膀 2」清楚區分動作難易度；隨著數字增加，即表示運動強度也逐漸提高。因此，若你感到較吃力，或運動強度不足時，可自行調整強度和次序。

調整的方法很簡單，以原先進行次數「每個動作重複 20 次，共 3 回合」為基準調整即可。例如：若想提高強度，只要增加為 20 次，共 4 回合；或 25～30 次，共 3 回合，增加回合數或重複次數；若想降低強度，則可進行 15 次，共 3 回合；或 20 次，共 2 回合，減少回合數或重複次數。

喚醒、增加、塑造，逐步打造肌肉

事實上，鍛鍊體態與蓋房子的原理相似，必須從基礎做起，才能有穩固的結構。因此，「4 週上半身運動計劃」的週次運動目標皆不同：第 1 週▶喚醒沉睡中的肌肉；第 2 週▶提升肌肉的力量；第 3 週▶逐步增加肌肉量；第 4 週▶雕塑肌肉的形狀。就如同打地基、搭鋼架、填水泥，並裝修室內與室外的環境，皆是有系統的計劃。

因此，過程中只要疏忽某一部分，便是偷工減料。請務必依每週計劃確實進行，打造健康、窈窕、優美的身材。

▶ **我想鍛鍊上半身，應該做什麼？**

可依照「P12～15 暖身運動→P22～77 上半身運動→P16～19 收操運動」的順序進行。

▶ **我想強化身體的曲線，可以做什麼？**

建議搭配 Part2 的下半身運動計劃，同步進行。可依照「P12～15 暖身運動→P22～77 上半身運動→P86～135 下半身運動→P16～19 收操運動」的順序進行。

切記！「調整飲食」比運動更重要

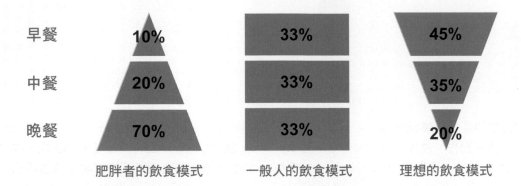

	肥胖者的飲食模式	一般人的飲食模式	理想的飲食模式
早餐	10%	33%	45%
中餐	20%	33%	35%
晚餐	70%	33%	20%

脂肪越少，肌肉線條越明顯

有許多人經常問我「教練，到底要做什麼運動才會瘦？」而我總是會反問他們，「你平常都吃什麼呢？」固然，運動是減肥瘦身的唯一途徑，但如果沒做好飲食控制，即使做再多的運動，至多也只能維持現有體態，仍無法瘦下來。

換言之，與其煩惱「該做什麼運動」，不如認真思考「我應該吃什麼」或「調整飲食習慣」來得更重要。因為脂肪越少，肌肉線條才會越明顯；為此我強烈建議，運動和飲食控制務必同時進行，如此，努力運動、鍛鍊的成果，才能得到最大的效益。

晚上大吃易變胖！請在白天吃飽

對照上圖，仔細觀察肥胖者的飲食模式，會發現他們很少均衡的攝取三餐。如此空腹期拉長，之後吃進的食物，其卡路里將被身體快速轉為脂肪，儲存在體內。而這正是體脂肪所造成肥胖的原因。因此三餐務必規律進食，避免餓肚子，減少空腹的時間。

其次是調整早餐、午餐、晚餐的攝取比例。一般人通常會均衡分配三餐的進食量，但肥胖者通常都是早餐簡單喝一杯牛奶或果汁果腹，午餐隨便吃，到了晚上因餓了一整天，便開始大吃大喝。以上是非常典型、錯誤的飲食習慣。

正確來說，**請盡量在早上或白天等主要活動時間進食。即便是相同食物，在早上吃不易胖，但到了晚上才吃，卻容易變胖。**這是因為身體的荷爾蒙分泌系統，會隨著時間改變所致。早上會大量分泌分解體脂肪的荷爾蒙；相反地，晚上則會大量分泌囤積體脂肪的荷爾蒙。因此，只要盡量改成在白天進食，將更容易控制體重。

調整三餐攝取比例，就會瘦

我建議，早餐攝取 40～50%、午餐30%，晚餐則限制在 15～20%。如此一來，就算一天食物攝取總量相同，體重也不容易增加。此外，若能同步進行肌力訓練，就是更理想的瘦身模式。

換言之，最容易且簡易的方法，是「維持食物攝取總量，但改變分配比例」，如此，就算不進行特殊的飲食療法，體重也能產生明顯變化。如果想獲得更理的減重效果，只要將一天的食物攝取總量降為原來的70%，成效更佳。

Warming-up stretching

1 站姿，雙手握拳

雙腳微開站立，雙手握拳，置於肩膀前方。

2 原地向上跳躍

跳起時，雙臂朝頭頂上方伸直，雙腳大幅度張開再著地，共做 20 次。

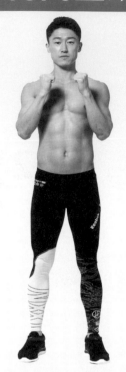
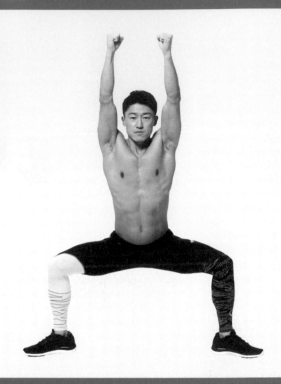

暖身運動 2 ▷ 彎腰開雙臂

1 站姿，上身往前彎

使身體呈 L 形，握拳並將雙臂彎曲置於胸前。

2 雙手張開，右腳伸直

右腳向斜後方伸直，同時將雙臂大幅展開；再換左腳。左右腳各做 20 次。

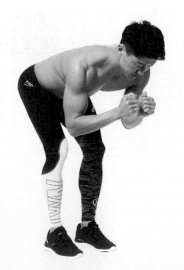
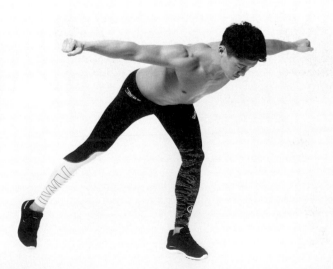

暖身運動 3 ▶ 趴姿雙腿開合

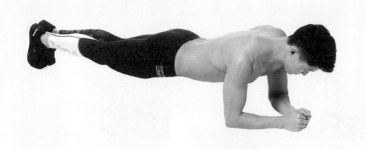

1 趴姿，腳尖撐地
手肘彎曲貼地，雙手握拳置於臉部下方，身體維持一直線。

2 重複雙腳開合
雙腳盡量往兩側打開再合起，共做 20 次。

暖身運動 4 ▶ 英雄式抬手舉腿

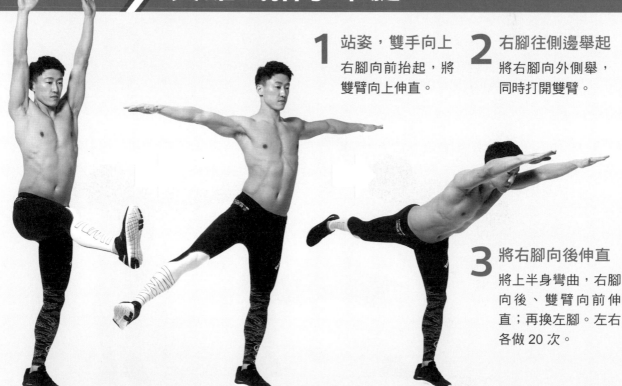

1 站姿，雙手向上
右腳向前抬起，將雙臂向上伸直。

2 右腳往側邊舉起
將右腳向外側舉，同時打開雙臂。

3 將右腳向後伸直
將上半身彎曲，右腳向後、雙臂向前伸直；再換左腳。左右各做 20 次。

Warming-up stretching

暖身運動 5 ▷ 雙手畫圓跑

1 單腳站立，
雙手向上伸直

打開雙臂，像畫圓一
樣繞肩，同時在原地
跑步，持續 30 秒。

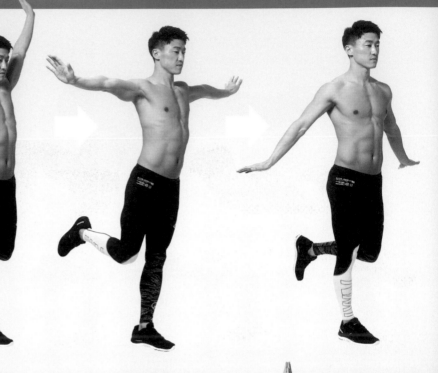

暖身運動 6 ▷ 蹲坐後合掌

1 腰背挺直，向下蹲坐

上半身挺直，雙腳打開至與
肩同寬，呈蹲坐姿勢。

2 起身，雙手向上併攏

將右腳收回，起身站立，同
時將雙臂向上伸直並擊掌。
再換左腳收回，左右各做
10 次。

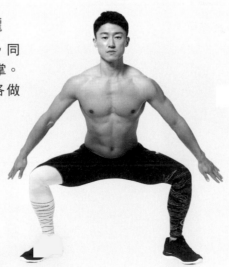

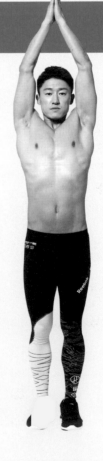

暖身運動 7 　跑姿抬膝蓋

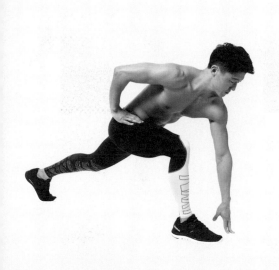
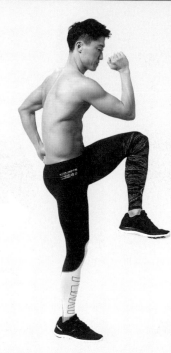

1 右腳往前跨，左手碰地

右腳彎曲，左腳向後伸直，呈起跑姿勢。

2 左膝與右手肘互碰

起身，請將向後伸直的左腳盡量抬至胸前，右手臂抬高。反覆數次後換邊，左右各做 10 次。

暖身運動 8 　彎腰向後仰

1 站姿，
上半身前彎

雙腳張開至略比肩膀寬站立，腰背挺直，雙臂交疊，盡量彎下腰。

2 彎腰，
雙手手掌碰地

盡量彎腰，直到手掌碰地；若無法碰地，將雙手盡量向下伸直亦可。

3 起身，
吸氣往後仰

將上半身向後仰並伸直手臂，重複進行此動作10 次。

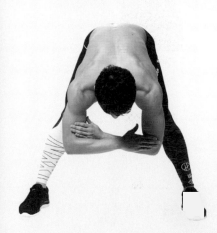
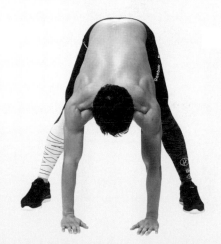
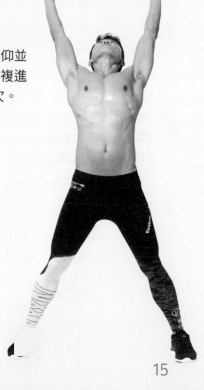

Relax stretching

1 站姿，右手置於後腦杓
腰背挺直站立，將右手置於
頭部後方。

2 用手將頭部往側邊壓
右手輕輕將頭部往右壓，再
換邊動作，左右各做 10～
20 秒。

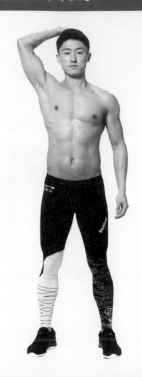
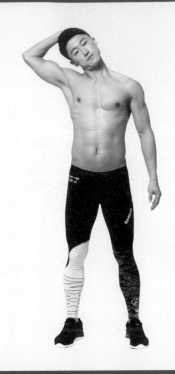

收操伸展 2 ＞ 雙手畫圓繞肩

1 雙手向上站立
腰背挺直站立，
雙臂向上伸直。

2 雙臂畫圓
將雙臂往兩側畫
圓至肩膀處。維
持指尖向上。

3 雙臂伸直
將手臂往兩側伸
直，完成後讓雙
臂回到頭頂，重
複進行此動作
10 次。

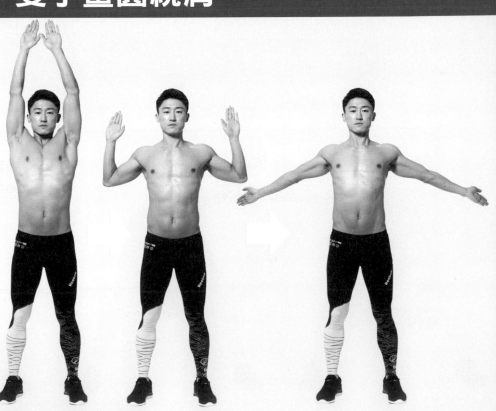

收操伸展 3 ▷ 挺胸 & 拱背

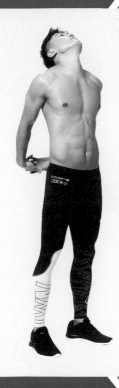 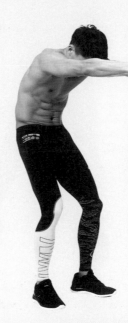

胸部

站姿，雙手向後緊扣

手心向上，再慢慢往下壓。同時挺起胸膛，頭部向後仰，視線朝上，停留 10～20 秒。

背部

拱背，雙手互扣前伸

雙手向前伸直，十指緊扣，並拱起背部，使兩側肩胛骨盡量延展，再將頭部慢慢縮起，停留 10～20 秒。

收操伸展 4 ▷ 手臂側彎扭腰

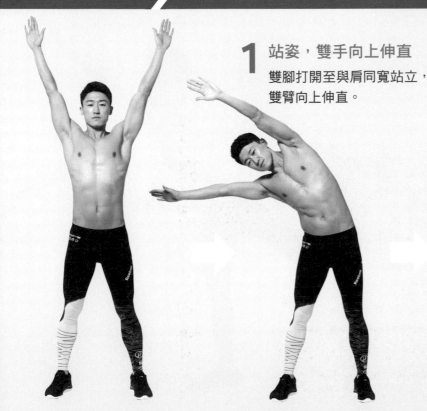

1 站姿，雙手向上伸直
雙腳打開至與肩同寬站立，雙臂向上伸直。

2 上半身往右畫半圓
維持下半身不動，雙手朝上畫圓，由上往下扭轉腰部。

3 身體畫一個大圓
畫圓後回到動作❶，再換邊動作，左右各做 10 次。

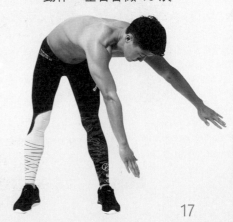

Relax stretching

收操伸展 5 ▷ 前彎向下蹲坐

1 站姿，上半身向前彎
雙腳打開至略比肩寬站
立，上半身向下彎，讓雙
手摸到腳尖內側。

2 起身，蹲坐而下
回到蹲姿，腰背挺直，臀
部向下蹲坐，掌心朝內，
視線向前，共做 10 次。

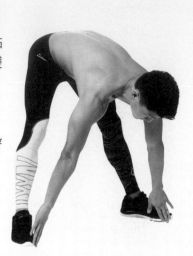
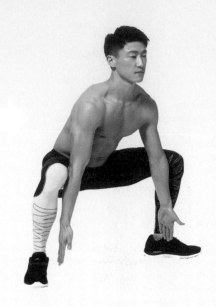

收操伸展 6 ▷ 站姿抬腿伸手

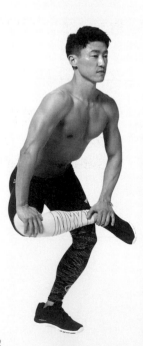

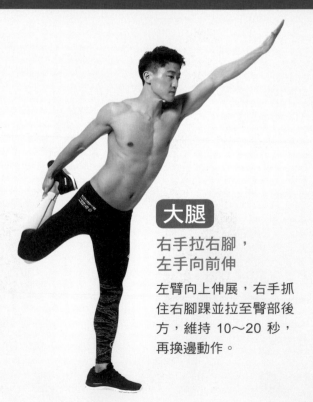

臀部

將右腳放在左膝上，向下蹲坐

右腳踝放在左膝上，臀
部向下蹲坐。右手抓住
腳踝，左手輕輕按壓膝
蓋，維持 10～20秒，
再換邊動作。

大腿

右手拉右腳，左手向前伸

左臂向上伸展，右手抓
住右腳踝並拉至臀部後
方，維持 10～20 秒，
再換邊動作。

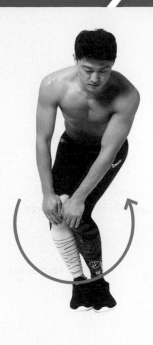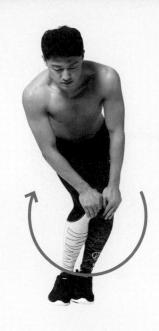

1 膝蓋併攏，向右旋轉
身體向下蹲，膝蓋併攏略微彎曲，掌心貼於膝蓋。

2 膝蓋併攏，向左旋轉
膝蓋慢慢向左、右畫圓，左右各做 10 次。

收操伸展 8 > 站姿繞腳踝

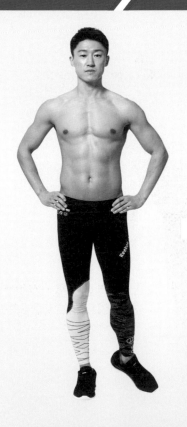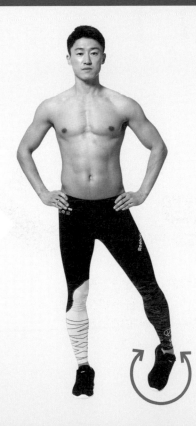

1 雙手插腰，左腳踮起
站姿，雙手叉腰，左腳向後踮，以腳尖支撐。

2 慢慢旋轉左腳踝
輕繞左腳的腳踝，注意別施力過度；再換右腳踝。左右腳各做 10 次。

19

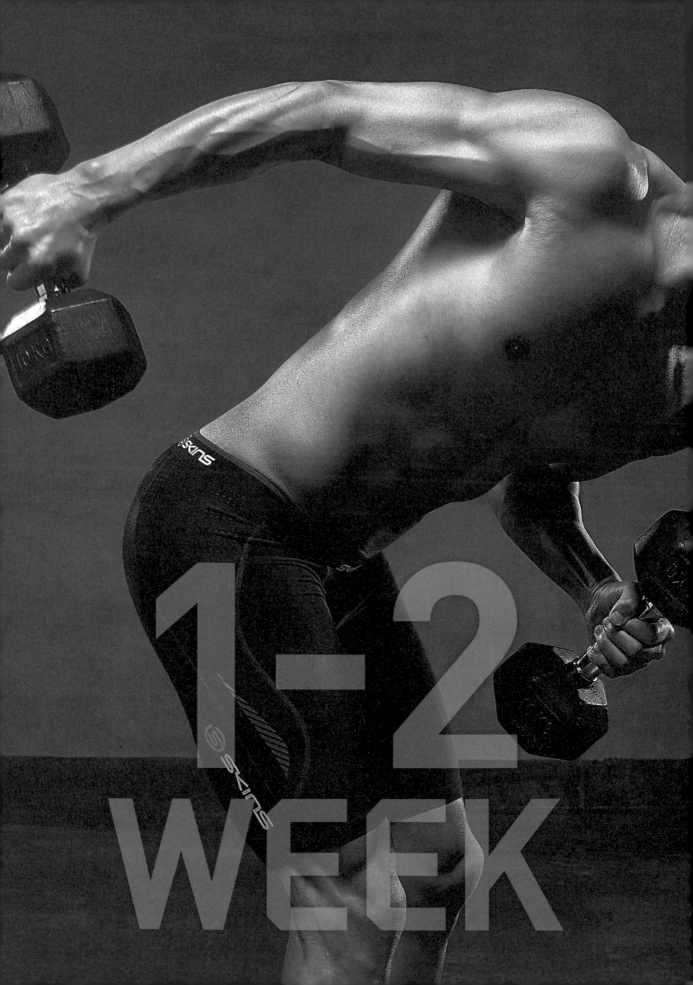

Step 1
刺激肩膀肌肉，打造性感曲線

　　本章是針對上半身曲線的雕塑，所進行的 2 週密集計畫。動作簡單，特別適合初學者，但仍需注意進行時，將專注力集中在欲鍛鍊的肌肉上，才能達到最大的效益。

　　第 1 週著重於肌力的強化，將重複進行肩膀以外，三個部位以上的運動。雖然每項運動只進行 10 分鐘，但只要動作正確且不斷重複，就能刺激較不常使用的肌肉群，打造勻稱的上半身。

　　第 2 週的主要目標是減少體脂肪，專注於大、小肌肉群的鍛鍊，讓肩膀肌肉線條更均勻明顯。如此，不僅能刺激肩膀肌肉，就連手臂的曲線也會更完美，而你將發現上半身的線條大幅度改變，爆發力與肌力也會逐步提高。

※星期一、三、五完成肩膀運動；星期二、四、六則進行其餘部位的運動。

	星期一	星期二	星期三	星期四	星期五	星期六
開始前	暖身運動	暖身運動	暖身運動	暖身運動	暖身運動	暖身運動
第一週 上半身 運動	肩膀 1　p22 肩膀 2　p23 肩膀 3　p24 肩膀 4　p25	胸部 1　p32 背部 1　p33 手臂 1　p34 腹部 1　p35	肩膀 3　p24 肩膀 4　p25 肩膀 5　p26 肩膀 6　p28	胸部 1　p32 背部 1　p33 手臂 1　p34 腹部 1　p35	肩膀 5　p26 肩膀 6　p28 肩膀 7　p30 肩膀 8　p31	胸部 1　p32 背部 1　p33 手臂 1　p34 腹部 1　p35
第二週 上半身 運動	肩膀 7　p30 肩膀 8　p31 肩膀 9　p36 肩膀 10　p37	胸部 2　p44 背部 2　p45 手臂 2　p46 腹部 2　p47	肩膀 9　p36 肩膀 10　p37 肩膀 11　p38 肩膀 12　p40	胸部 2　p44 背部 2　p45 手臂 2　p46 腹部 2　p47	肩膀 11　p38 肩膀 12　p40 肩膀 13　p42 肩膀 14　p43	胸部 2　p44 背部 2　p45 手臂 2　p46 腹部 2　p47
結束後	收操伸展	收操伸展	收操伸展	收操伸展	收操伸展	收操伸展

星期一 | 肩膀 1 ▷ 拳頭向上抬肩膀

20次×3回合

僧帽肌
菱形肌
中三角肌
後三角肌

這個動作可使肩膀及背部的線條更結實。手肘伸得越直、拳頭貼得越緊密、手臂舉得越高,越能強烈刺激肩膀。

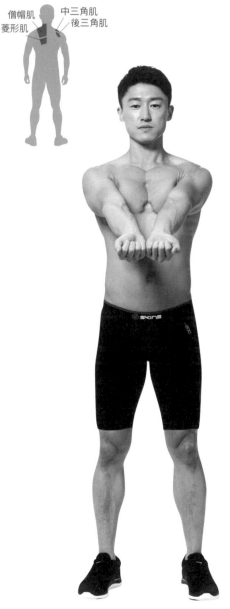

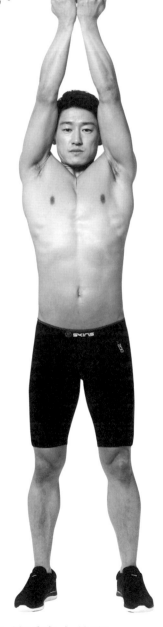

1 站姿,雙手握拳向前伸直
雙腳打開至與肩同寬站立,雙手握拳互碰,拳心朝上,將雙臂向前平舉,手肘打直。

2 雙手向上伸直
拳頭貼緊不分開,並將手臂慢慢舉至過頭再放下。回到動作 ❶,並重複此動作。

星期一 肩膀 2 ▶ 肩膀側平舉

20次×3回合

這是能讓肩膀肌肉變扎實的動作。不需舉起重物，也不必過度刺激肌肉，是任何人都能輕易進行的動作。

前三角肌
側三角肌

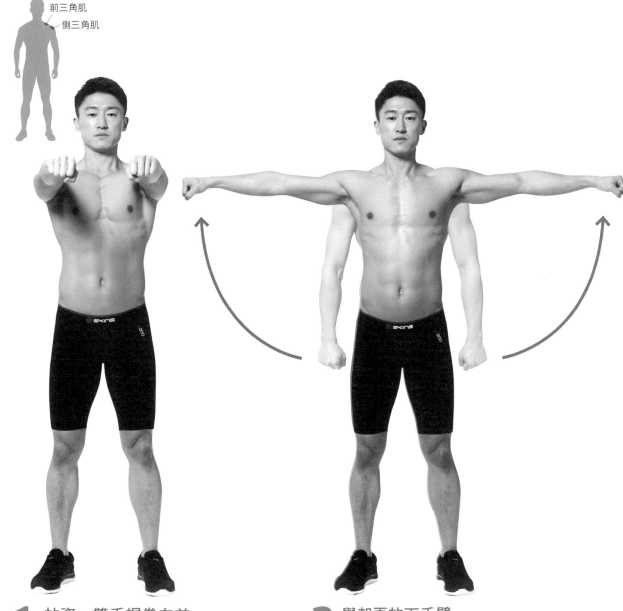

1 站姿，雙手握拳向前
雙腳打開至與肩同寬站立，雙臂握拳，手背向上，將手臂舉至與肩同高。

2 舉起再放下手臂
將手臂放下，再迅速往兩旁舉起、放下。回到動作 ❶，並重複動作。

星期一 | 肩膀 3 > 站姿肩膀旋轉

20次×3回合

旋轉肌群

「旋轉肌群」係指連接肩膀和手臂的 4 個肌肉群，容易因過度運動或受到外部衝擊而破裂。因此，在進行高強度運動前，一定要伸展旋轉肌群熱身，以免造成運動傷害。

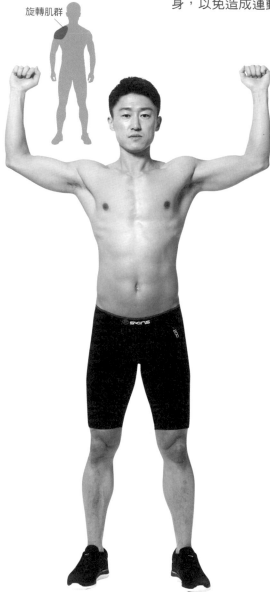

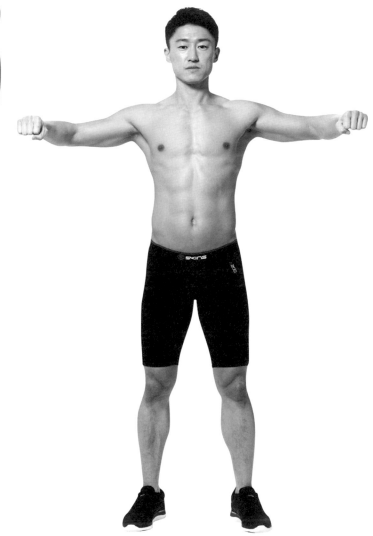

1 站姿，雙手握拳向上

雙腳打開至與肩同寬站立，雙手握拳，雙臂彎曲呈直角，並舉起至與肩同高。

2 手肘平放，與肩同高

維持手肘彎曲，並將其往前放下至與地面平行，再回到動作❶，並重複動作。

20次×3回合

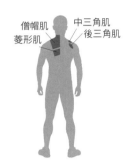

僧帽肌
菱形肌
中三角肌
後三角肌

此動作能強化肩膀整體肌肉。動作時,背部的肩胛骨會互相聚合,達到鍛鍊背部肌肉的目的。此外,亦能提高身體的代謝力,燃燒脂肪。

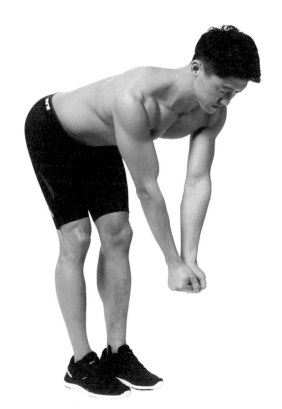

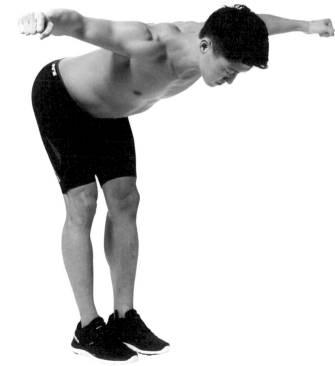

1 雙手握拳併攏,向下彎

身體向前彎,腰背挺直,上半身與地面平行。雙腳自然併攏,雙手握拳相碰。

2 將手臂往兩側舉起

雙臂往上舉起,舉起時,肩膀、手肘、拳頭需保持一直線。再回到動作 **❶**,並重複動作。

10次×**3**回合

僧帽肌
肩胛骨周圍肌肉
背闊肌

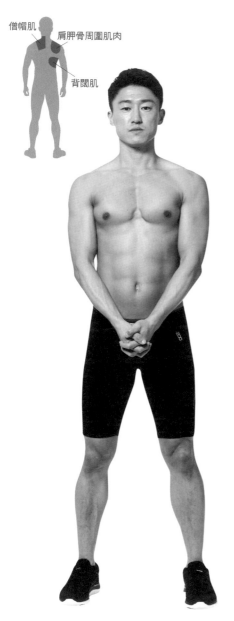

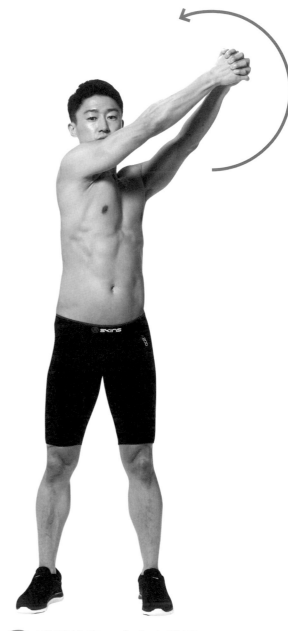

1 站姿，十指緊扣
雙腳打開至與肩同寬站立，雙手緊扣，垂放於身體前方。

2 手臂伸直，向右上畫圓
手肘打直後，向右側畫大圓。

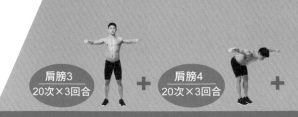
此動作能均勻刺激上半身肌肉，鍛鍊效果極佳。為了製造肩膀肌肉的緊繃感，
動作時，掌心請施力互推，效果更好。

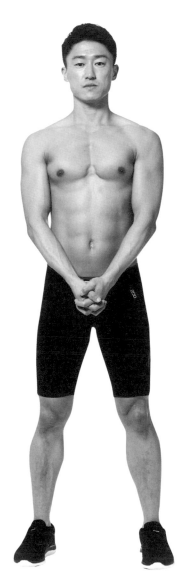

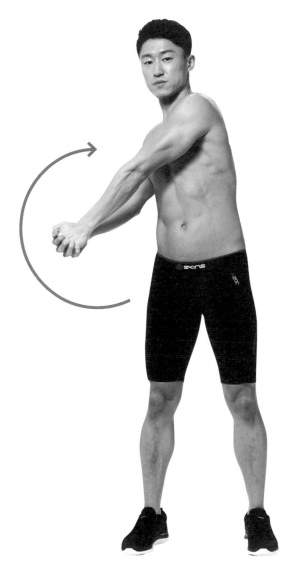

3 畫半圓後放下

手臂放下，回到動作 ❶。

4 再次伸直手臂，向左畫圓

手肘打直後，向左側畫大圓。

10次×**3**回合

僧帽肌　中三角肌
　　　後三角肌

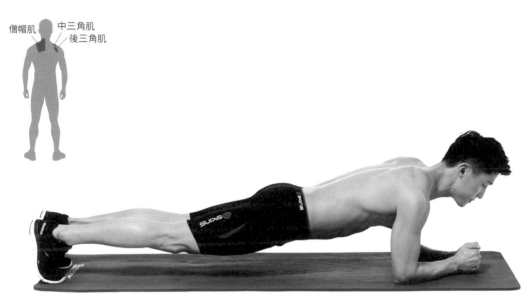

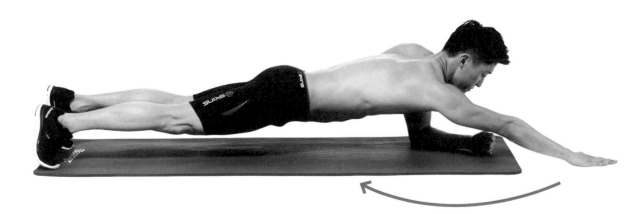

1 趴姿，腳尖撐地
雙手握拳併攏，再將手肘緊貼地面，腳尖踮起。

2 維持趴姿，將右手向前伸直
將手臂同雨刷般向前，從頭部開始往腳滑，在地上畫半圓。

這是撐體動作的變化版，透過大幅度活動手臂，能刺激手臂與背部的肌肉，達到充分鍛鍊身體核心肌群的功效。

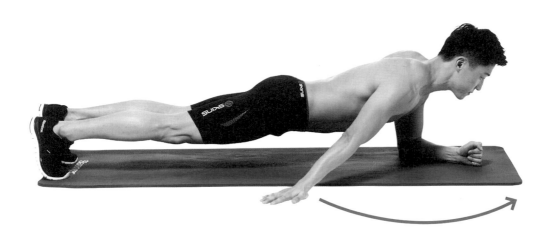

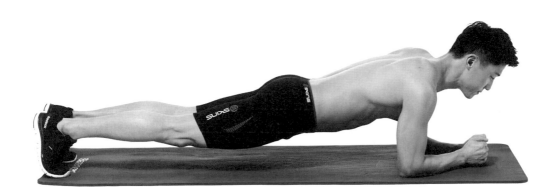

3 右手往側邊伸，畫半圓
將手從腳往頭部的方向，在地上畫半圓。

4 收回手臂
回到動作 **❶**。換伸直左手，以相同方式重複進行。

肩膀5
10次×3回合
+
肩膀6
10次×3回合
+

20次×3回合

前三角肌
側三角肌

伸直手臂可刺激三角肌；蹲坐則能刺激下半身的肌肉，這是可同時打造優美肩膀，並使下半身更緊實的動作。進行上鉤拳動作時，請「稍微扭轉腰部」，效果會更好。

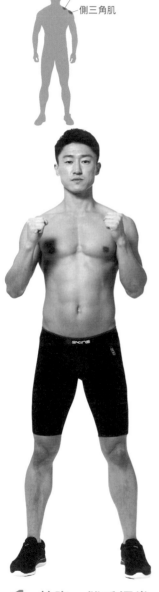

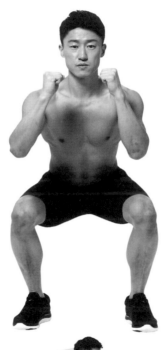

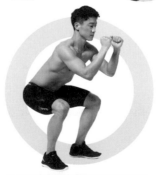

臀部請向後蹲坐，使彎曲的膝蓋呈直角。

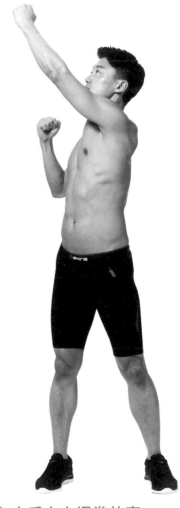

1 站姿，雙手握拳

雙腳打開至與肩同寬站立，雙手握拳，手肘自然彎曲。

2 向下蹲坐

呈蹲坐姿，注意膝蓋不可超過腳尖，雙手自然放在下巴前方。

3 右手向上握拳伸直

起身，左手臂如揮鉤拳般，向右上伸直。回到動作 **1**，再換邊進行。

星期五 | 肩膀 8 > 撐體前後移

20次×3回合

前三角肌
側三角肌
腹直肌

利用雙腳與手臂支撐身體，並讓身體重心前後移動，可有效鍛鍊肩膀肌肉。若想提高強度，俯撐時可將雙腳完全抬起離地，只透過手臂保持平衡，刺激效果更強。

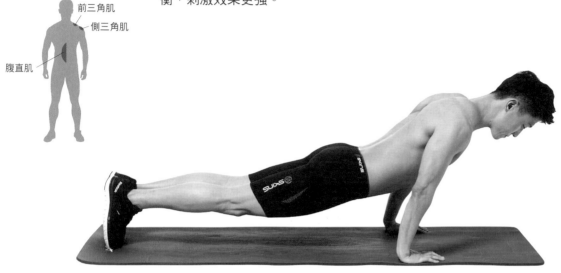

check point
腰部挺直，後腳跟向後下壓。

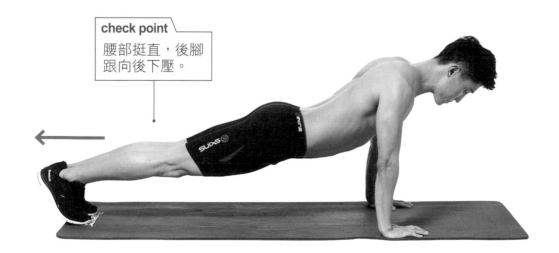

1 趴姿，重心略往前

掌心朝下貼地，以支撐地面，手肘打直後，將腳尖踮起。

2 將重心略往後移

身體稍微向後移動，讓打直的手臂與地面呈90度。再回到動作❶，並重複此動作。

前三角肌
胸大肌
三頭肌
臀小肌
臀中肌
臀大肌

胸部1 伏地挺身

透過這個動作,能刺激上半身,尤其是胸部前方的肌肉。只要重複進行此動作,就可緊實胸部的側邊線條,打造結實的體側與上半身。

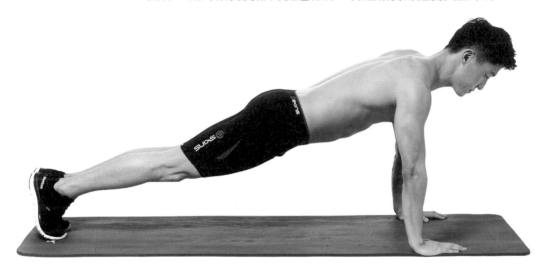

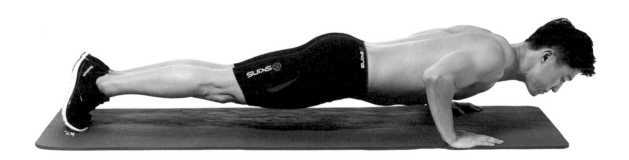

1 趴姿,雙臂伸直撐地
雙臂打開至略比肩膀寬,掌心貼地以支撐地面;再將腳尖併攏後並踮起。

2 手臂彎曲,身體下壓
手肘彎曲,將身體慢慢下壓,直到胸部快碰到地面時,再將手肘打直,慢慢起身。

背部1　屈體手肘彎曲

此動作能鍛鍊背部肌肉，打造倒三角形的上半身；亦可充分刺激背部肌肉，得到最佳的背肌鍛鍊效果。動作時，記得將膝蓋微彎，以免受傷。

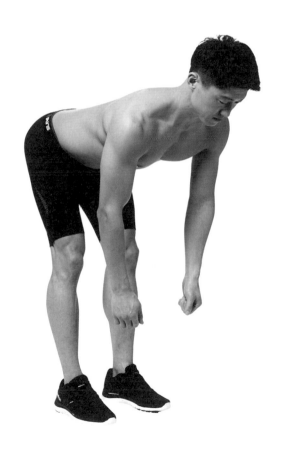
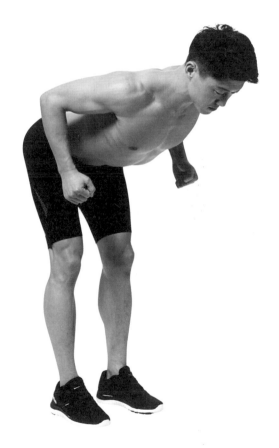

1 站姿，上半身向前彎
雙腳打開至與肩同寬站立，彎腰並將臀部稍微向後挪。腰背挺直，雙手握拳置於膝蓋前。

2 手肘彎曲，向上拉起
將雙臂彎曲，往背部方向拉起，收縮背部，再放鬆。回到動作 ❶，並重複此動作。

1 WEEK ⫸
星期二・四・六

20次×3回合

上肱肌
肱二頭肌
肱橈肌

手臂1　站姿雙手抬腿

這是用雙手將腳抬起，以便鍛鍊手臂肌肉的動作。動作時，腰背需挺直，腿部則不出力。由於必須使用單腳支撐身體，請保持重心，避免受傷。

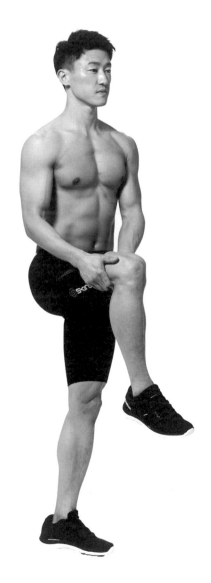

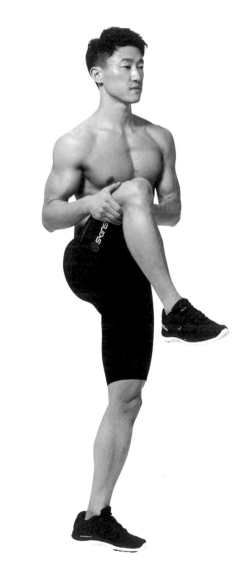

1 站姿，將右腳抬起

腰背挺直站立，用雙手輕輕將右腳抬起。

2 抬右腳，向上拉至胸部

手肘彎曲，將右腳往胸部方向拉起，再慢慢放下。回到動作 ❶，接著換邊，以相同方式進行。

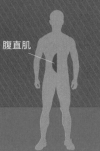
腹部1 **抬膝後拱身**

這是結合抬膝及拱起上半身的動作,能強烈刺激腹肌。為了提高運動效果,膝蓋要盡量抬高,上半身則盡量縮起,以便充分刺激腹部。

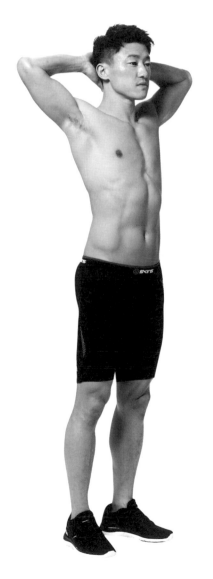

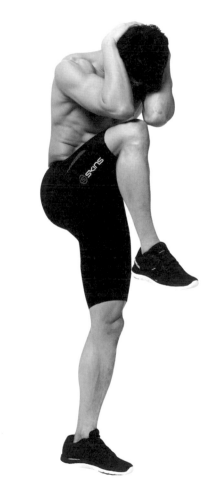

1 站姿,雙手放在後腦杓

雙腳打開至與肩同寬站立,十指緊扣置於後腦勺。抬頭挺胸,注意手肘不可往身體內側併攏。

2 右膝抬高,上身往前彎

右膝盡量抬高,同時拱起上半身,讓左右手肘觸膝。回到動作 ❶,再換邊重複進行。

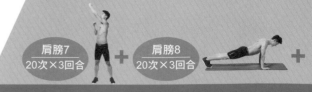
星期一 ｜ 肩膀 9 ▶ 撐體舉手臂

20次×3回合

這是結合撐體及手臂高舉的動作，可鍛鍊脊椎、骨盆、腹部等核心肌群，同時增加上半身的力量。

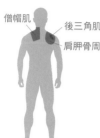

僧帽肌
後三角肌
肩胛骨周圍肌肉

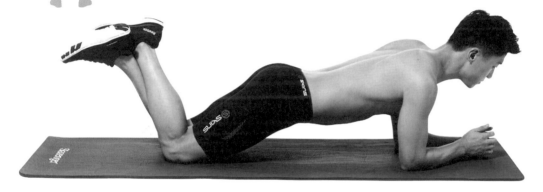

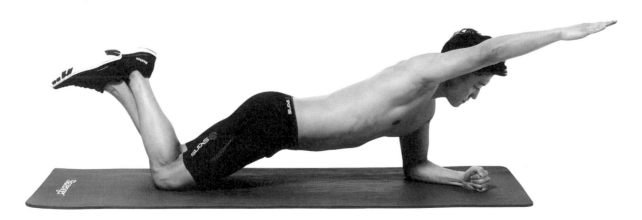

1 趴姿，膝蓋撐地

膝蓋和手肘觸地，將腳踝交叉後，再將雙腳抬起。

2 右手向前伸直

右臂伸直，並盡量舉至頭頂上方。接著回到動作 ❶，換邊以相同方式進行。

| 星期一 | 肩膀 10 〉 | 蹲姿向上伸展 |

20次×3回合

若能穩住重心,建議可左右邊輪流進行;若無法平衡,則先重複單邊動作亦可。原則上,雙臂需彼此施力互推,才能充分刺激肩膀肌肉。

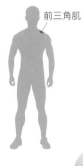

前三角肌

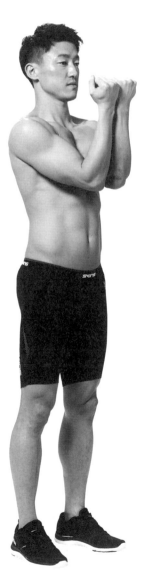

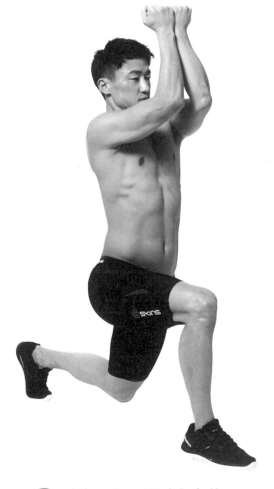

1 站姿,雙手握拳,手肘併攏
雙腳打開至與肩同寬站立,雙手握拳併攏,並舉至臉部前方。

2 跨步蹲坐,雙手向上伸
左腳向後伸,呈弓箭步,讓右膝呈直角,雙臂朝頭頂上方伸展。回到動作 ❶,再換邊重複進行。

20次 × 3回合

旋轉肌群　中三角肌
前鋸肌
肱二頭肌

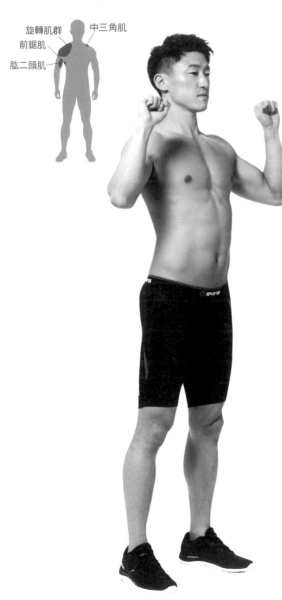

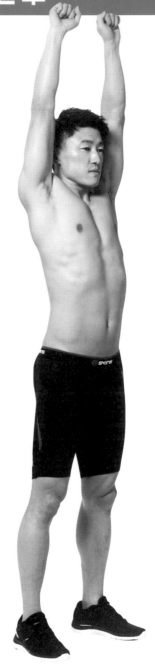

1 站姿，雙手握拳彎曲

站姿，雙腳打開至與肩同寬，
雙手握拳，彎曲手肘，讓拳頭
置於肩線前方。

2 維持握拳，手臂向上伸直

手臂慢慢打直，朝上方舉起。

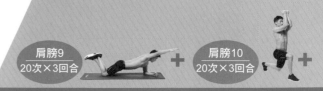

這個動作能強化肩膀肌肉，且效果非常好。只要不斷重複此動作，即可增加運動效果，事半功倍。

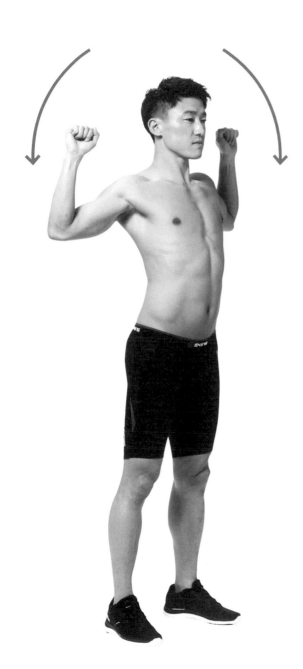

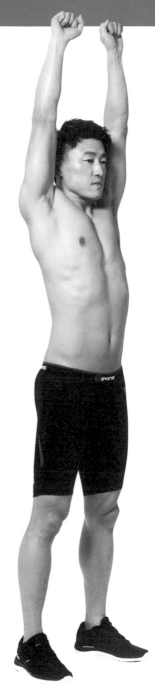

3 手臂往兩側拉下

施力於肩胛骨附近，並將雙臂用力往下方拉。

4 再次將雙臂向上伸直

雙臂再次朝上方舉起，再回到動作 ❶，並重複進行此動作。

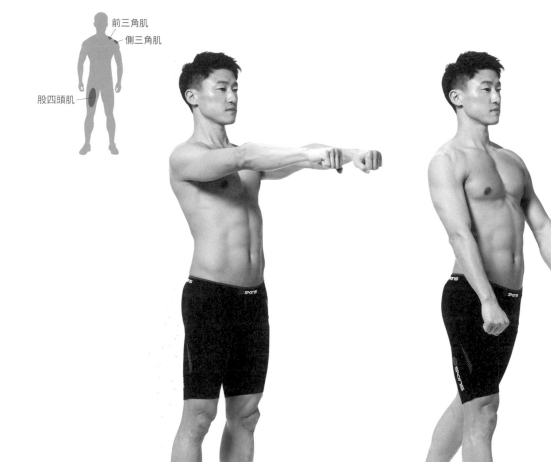

2 WEEK

星期三 | 肩膀 12 > 弓箭步舉手臂

20次×3回合

前三角肌
側三角肌
股四頭肌

1 站姿,雙手握拳向前伸直
維持腰背挺直站立,手背朝上握拳,並向前平舉。

2 右腳向前,雙臂放下
維持握拳姿勢,將雙臂放下,同時將右腳向前跨一步。

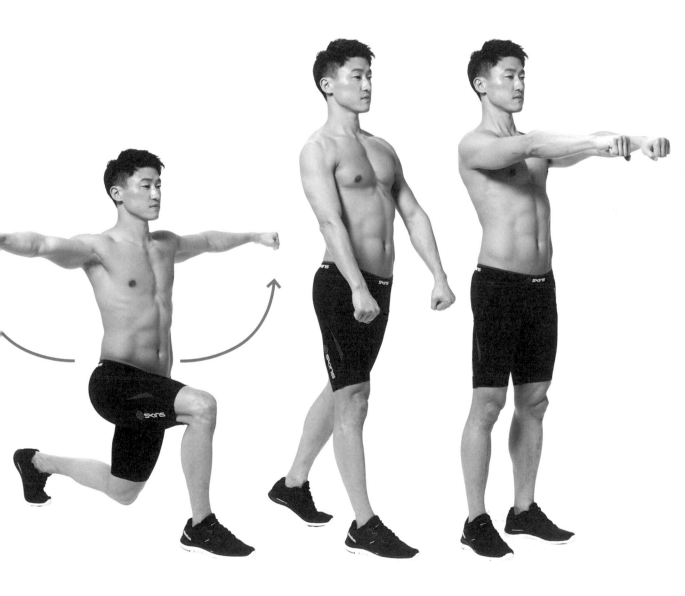

3 雙臂往兩側打開

向下蹲坐，呈弓箭步姿。
再同時將雙臂往左右兩側
打開，伸直舉起。

4 起身，回到動作❷

慢慢站起，將手臂放下，
膝蓋打直，回到動作❷。

5 右腳收回，換左腳

回到動作❶，換左腳向
前跨步，並舉起雙臂，
重複進行此動作。

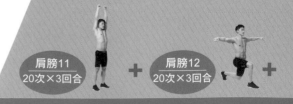

肩膀11
20次×3回合

+

肩膀12
20次×3回合

+

20次×3回合

此動作是利用上半身的力量將全身挺起,可強化手臂與肩膀肌肉。動作時,頭部與下半身需維持一直線,才能達到運動效果。

中三角肌
後三角肌
肩胛骨周圍肌肉

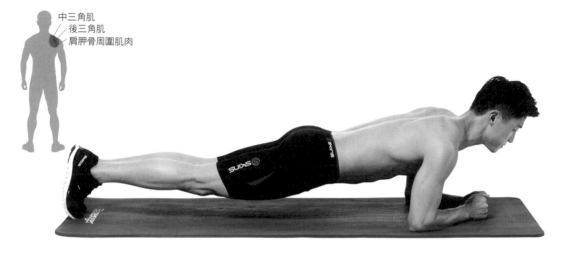

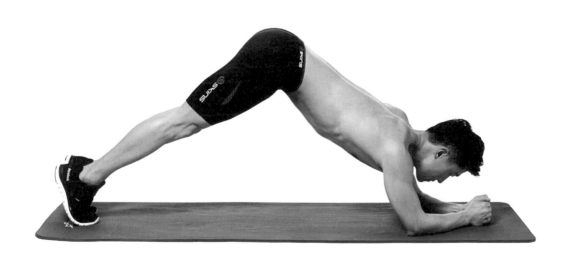

1 趴姿,腳尖撐地

施力於手臂、肩膀和腹部,並稍微將身體撐起。肩膀和骨盆請維持一直線。

2 重心向後,將臀部抬起

身體向後推的同時,將臀部抬高,呈正三角形。回到動作 **❶**,並重複此動作。

20次×3回合

這是利用身體力量，維持全身平衡的動作。移動身體重心時，可刺激腿部後側的肌肉，同時亦能鍛鍊肩膀和手臂的肌力。

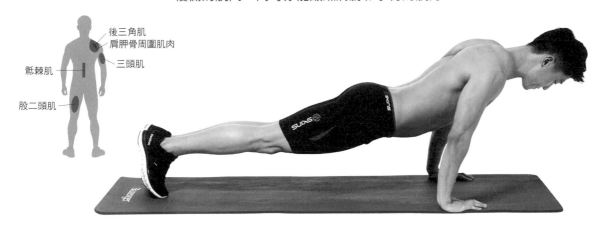

後三角肌
肩胛骨周圍肌肉
骶棘肌
三頭肌
股二頭肌

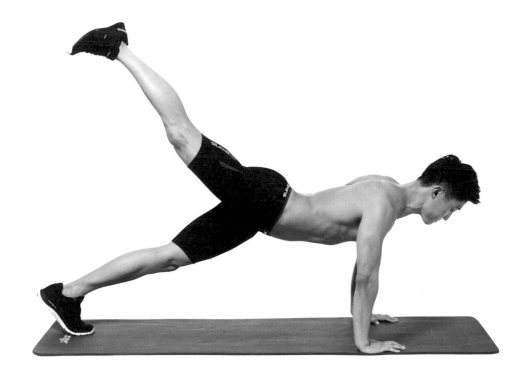

1 趴姿，掌心貼地
將身體稍微撐起，並踮起腳尖，重心往前。

2 將手臂伸直，右腳向上抬起
身體向後移動，將手臂打直，與地面呈 90 度，再將右腳向上抬高。回到動作 ❶，再換邊重複此動作。

2 WEEK ⫸ 星期二・四・六

20次×3回合

前三角肌
胸大肌
肱二頭肌

胸部2　全身伏地挺身

每天做伏地挺身，能打造充滿彈力的胸肌。雖然是利用身體動作，但重心必須施加在手臂和胸部上，才能有效鍛練上半身的肌肉。

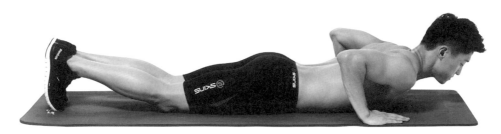

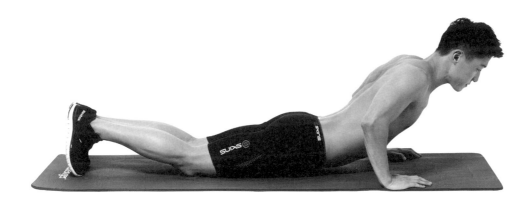

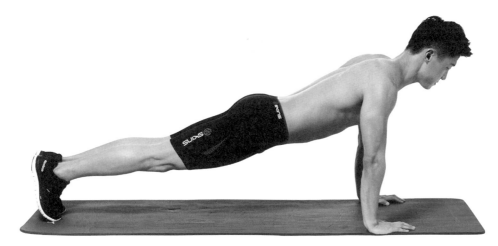

1 手臂彎曲，腹部貼地
掌心貼地，並撐在胸部兩側；腳尖併攏後踮起。

2 上半身略抬起
固定下半身後，利用手肘將上半身撐起。

3 身體完全撐離地面
手臂伸直，將下半身完全抬起。再回到動作 ❶，並重複此動作。

2 WEEK ≫
星期二・四・六

20次×**3**回合

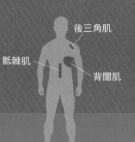

後三角肌
骶棘肌
背闊肌

背部2 拱起上半身

透過拱起上半身的動作,能充分刺激背部肌肉,有助於打造倒三角形的完美上半身體態。

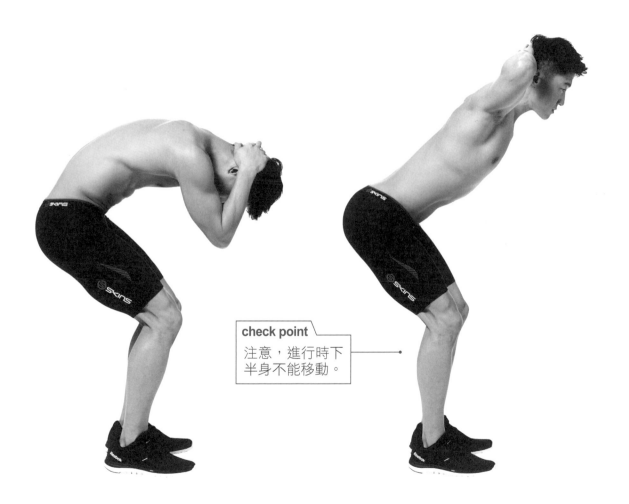

check point
注意,進行時下半身不能移動。

1 站姿,雙手抱頭彎腰

膝蓋略彎曲站立,十指緊扣,雙手置於後腦勺,再拱起上半身。

2 起身,臀部向後推

腰背挺直,將頭部抬起,後頸伸直,並挺起胸膛,充分收縮背部肌肉。

2 WEEK ⟫⟫
星期二・四・六

20次×3回合

前三角肌
上肱肌
肱二頭肌
肱橈肌

手臂2 蹲姿收手臂

這是集中使用手臂肌肉,並強化手臂內側和手肘周圍肌肉的動作。另外,透過深蹲動作,可同時鍛鍊大腿肌肉與臀部肌肉,一舉兩得。

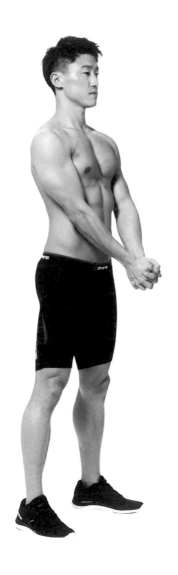

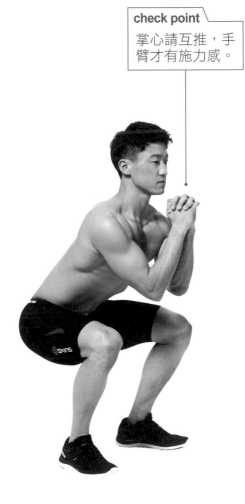

check point
掌心請互推,手臂才有施力感。

1 站姿,雙手緊握置於前方
雙手緊握,雙腳打開至肩膀的1.5 倍寬站立。

2 雙臂向上舉起,同時蹲坐
腰部挺直,臀部慢慢向後蹲坐,雙手則朝胸口方向收起。

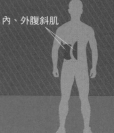

這個動作能集中鍛鍊腹部肌肉，在背部緊貼地面的狀態下，雙手握拳置於胸口，再抬起後頸，便能強力收縮上腹部的肌肉。而右手朝左上方揮拳的動作，則能鍛鍊腹部兩側的肌肉。

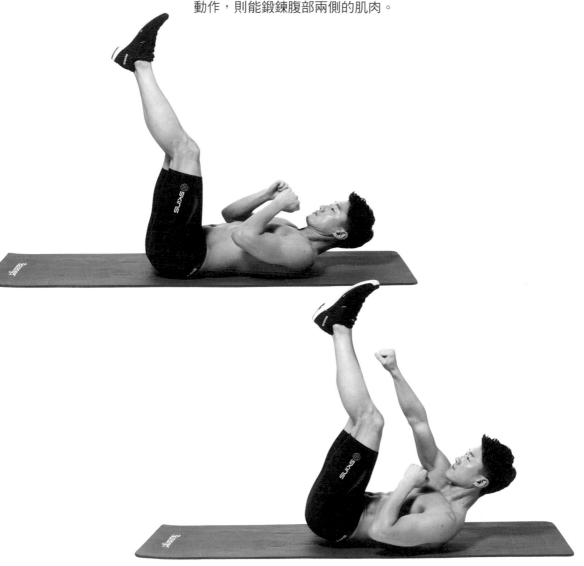

1 躺姿，雙腳向上抬高

平躺於地，雙腳併攏後抬高，雙手握拳置於胸前。

2 略起身，右手往左腳揮拳

右手朝對角線的左上方揮出，這時要收縮腹部並盡量抬起上半身。回到動作 ❶，再換邊以相同方式進行。

47

體型，決定你的運動方式！

1 易發胖的體型

體脂肪較高，適合在空腹時進行「有氧運動」。

❶ 適合的運動時間

體內堆積許多脂肪的人，建議每天運動，且每次至少持續 30 分鐘。但更重要的是，必須在日常生活中增加活動的機會；而不能只想著在特定時間運動。其實，舉凡上廁所、前往停車場，或看電視時，都能製造運動機會。換言之，必須在潛意識告訴自己「只要醒著，隨時都能運動」。

❷ 適合的運動方式

體脂肪高的人，不適合強度過高的運動。因此，我推薦不需任何器材，只以身體操作的「肌力訓練」。因為自己的體重，本身就比器材重，效果更好。

另外，運動時建議以體重約 60～70% 的力道進行，再慢慢增加回合數和重複次數。其次對體脂肪高的人而言，最理想的運動是「健走」，而比起單純走路，走在稍微會喘且傾斜的斜坡上，不僅有益關節健康，亦能有效燃燒體脂肪。

❸ 推薦運動：空腹有氧運動

所謂空腹有氧，是指起床後不吃不喝任何食物，直接進行的有氧運動。我們吃的食物在體內會轉換為葡萄糖，再運送至血液中，並在肌肉或肝臟內，以「肝醣型態」儲存。身體一旦停止攝取碳水化合物，便會分解體內儲存的肝醣，以供使用；如果還是不夠用，就會將蛋白質或脂肪轉化為能量使用，幫助脂肪燃燒。因此，為了燃燒體脂肪，我建議在空腹的狀態下運動。

此外，進行空腹有氧運動時，體內的蛋白質和脂肪也會同時流失。換言之對於體脂肪高，想同時減去肌肉和脂肪的人而言，是很理想的運動方式。但是，身材消瘦且肌肉量少的人，一旦進行空腹有氧運動，可能會招致反效果。患有糖尿病的患者亦是，一旦進行空腹有氧運動，體內的血糖會急速下降，進而導致低血糖症狀，請務必多注意。

❹ 建議攝取的飲食

以鮭魚、鮪魚、蛋白、雞胸肉、牛肉、黃豆等蛋白質食物為主，盡量少吃含有碳水化合物與脂肪的食物。此外，攝取蛋白質時若搭配蔬菜，可同時攝取纖維質和維他命，一舉兩得。

不過，空腹期一旦變長，接下來所攝取的卡路里就會優先轉換為脂肪，因此，建議三餐要規律進食，以便減少脂肪囤積於體內的情況。若想減少餐與餐之間的肌餓感，建議攝取水分和蔬菜，維持飽足感。此外最重要的是，晚上 6 點後，不要再進食了。

想減重，請這樣吃

建議飲食以碳水化合物 20%、蛋白質 40%、纖維質 40%的比例為主。

2 吃不胖的體型

體型偏瘦者，運動時間請勿超過 1 小時。

❶ 適合的運動時間

一般來説，持續進行 1 小時高強度運動，肌肉的唧筒效應（pumping effect：進行肌力運動後，因血流量增加而使肌肉暫時脹大的現象）就會減弱，並分泌壓力荷爾蒙（皮質醇），進而妨礙肌肉合成、傷害肌組織。

尤其體型消瘦的人如果持續運動 1 小時以上，身體的能量來源——碳水化合物，將被全部消耗，甚至連臟器的能量來源——脂肪，也會燃燒殆盡，導致體重減少更多。正因如此，**體型消瘦的人必須使用更正確的姿勢刺激肌肉、進行短時間的運動**，如此才能有效透過運動，增加肌肉量。

❷ 適合的運動方式

若是初學者要進行 3 回合的運動時，最理想的方式是每回合最少做 10 次、平均 12～15 次。但若你是徒手進行，則至多可重複 20 次；而若是負重進行運動，則建議重複 12～15 次就好，以免受傷。

如果你是中級者，總共進行 3～5 回合，每回合最少訓練 8 次、最多訓練 12 次。建議使用比初學者重的負荷量進行，每回合增加 5～10%的重量，次數則慢慢減少，以金字塔型的組合方式，循序漸進。

❸ 推薦運動：
動作大且時間短的肌力訓練

「有氧運動」能提升心肺耐力，但也能大量燃燒體脂肪、消耗卡路里。因此，體型瘦弱的人請不要長時間進行有氧運動。

如果屬於體型偏瘦者，**每次運動時間最多不超過 1 小時**，且開始運動前，建議先利用跑步機或健身飛輪車，進行約 10 分鐘的有氧運動。結束後，再以正確姿勢進行 30～40 分鐘的肌力運動。為了讓短時間運動也能得到充分效果，務必專心刺激肌肉。待肌力訓練結束後，再進行 10～15 分鐘的有氧運動。但是請勿為了提高能量消耗而做得氣喘吁吁，請用慢步的速度即可。

❹ 建議攝取的飲食

若想順利完成高強度運動，就必須大量攝取碳水化合物，而非蛋白質。

不過，只增加碳水化合物的攝取量，並不代表體重會大幅增加。因為蛋白質是修補肌肉的重要原料，必須充分補充消耗的能源，才能促進肌肉的合成。因此，**每天規律攝取含有碳水化合物和蛋白質的食物 2～4 次**，同時養成按時吃點心的習慣，避免造成空腹期過長。

肌肉量，如何增加？

建議飲食以碳水化合物 40%、蛋白質 40%、纖維質 20%的比例為主。

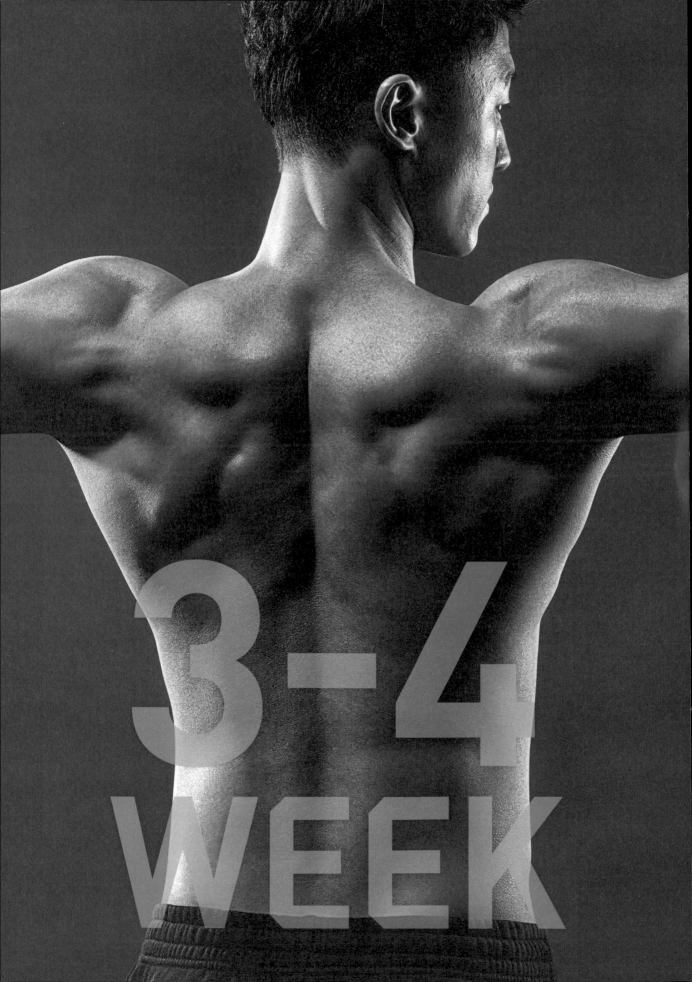

3-4
WEEK

Step 2
增加肌肉量，重塑緊實身形

　　恭喜各位順利完成第 1 週和第 2 週的訓練。現在，一起挑戰更高難度的動作吧！進入第 3 週和第 4 週後，我們要打造更緊實、好看的肩膀肌肉；雖然難度提升，但只要專注於每個動作的施力點與準確性，皆能順利完成。

　　首先，第 3 週的重點是徹底提升上半身的肌肉量。雖然在第 2 週的訓練中，已逐步提升肌力，但當肌肉負荷量達一定程度後，肌力變無法繼續提升，因此我們必須增加負荷量；而最簡單的方法，即提高負荷量與重複次數。因此，第 3 週我設計許多高強度且反覆進行的訓練，以充分刺激肌肉，提升肌力。而第 4 週，則集中提高肌肉的鮮明度，讓各位的上半身線條更加完美、立體、有型，穿衣服更好看！

※星期一、三、五完成肩膀運動；星期二、四、六則進行其餘部位的運動。

	星期一	星期二	星期三	星期四	星期五	星期六
開始前	暖身運動	暖身運動	暖身運動	暖身運動	暖身運動	暖身運動
第三週 上半身 運動	肩膀 13 p42 肩膀 14 p43 肩膀 15 p52 肩膀 16 p54	胸部 3 p60 背部 3 p62 手臂 3 p64 腹部 3 p65	肩膀 15 p52 肩膀 16 p54 肩膀 17 p56 肩膀 18 p57	胸部 3 p60 背部 3 p62 手臂 3 p64 腹部 3 p65	肩膀 17 p56 肩膀 18 p57 肩膀 19 p58 肩膀 20 p59	胸部 3 p60 背部 3 p62 手臂 3 p64 腹部 3 p65
第四週 上半身 運動	肩膀 19 p58 肩膀 20 p59 肩膀 21 p66 肩膀 22 p67	胸部 4 p74 背部 4 p75 手臂 4 p76 腹部 4 p77	肩膀 21 p66 肩膀 22 p67 肩膀 23 p68 肩膀 24 p69	胸部 4 p74 背部 4 p75 手臂 4 p76 腹部 4 p77	肩膀 23 p68 肩膀 24 p69 肩膀 25 p70 肩膀 26 p72	胸部 4 p74 背部 4 p75 手臂 4 p76 腹部 4 p77
結束後	收操伸展	收操伸展	收操伸展	收操伸展	收操伸展	收操伸展

3 WEEK

10次×**3**回合

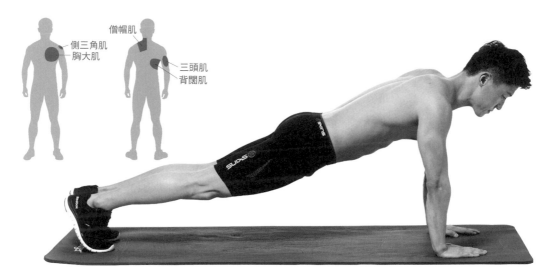

僧帽肌
側三角肌
胸大肌
三頭肌
背闊肌

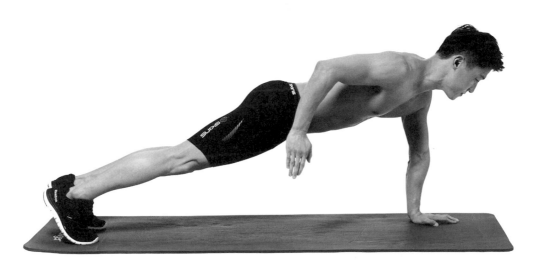

1 趴姿，雙臂伸直撐地
將腳尖併攏，掌心貼於地面，將身體撐起。

2 右手往側邊舉起
單以左手臂支撐身體，並讓右手肘彎曲，再稍微抬起。

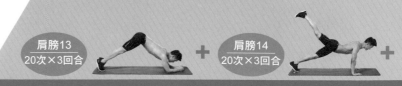
這是鍛鍊上半身整體肌肉的動作，能強烈刺激用來支撐身體的手臂及肩膀肌肉，有助於培養身體的平衡感，並訓練核心肌群。

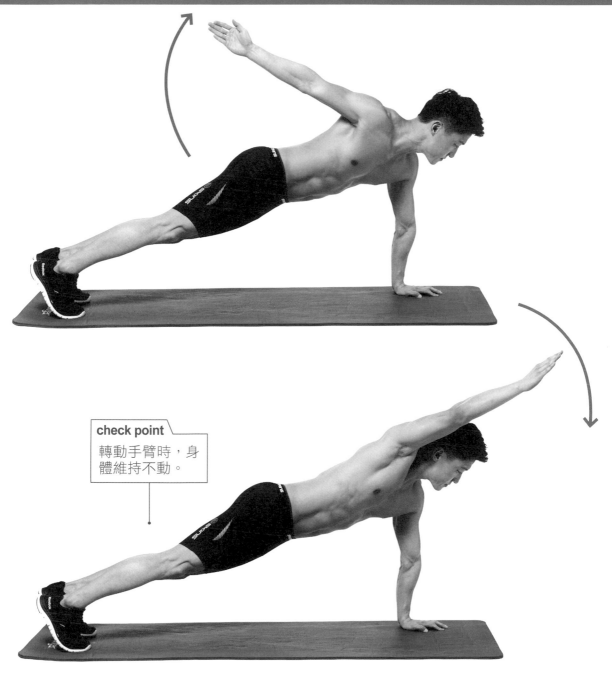

check point
轉動手臂時，身體維持不動。

3 右手伸直，由下往上畫圓

由後往前，大幅轉動右手臂，如同游自由式般，向上畫半圓。

4 再將右手往前伸直，畫半圓

右手臂打直，並回到頭部前方。回到動作 ❶，再換左手臂進行。

3 WEEK

20次 × **3**回合

旋轉肌群 — 前三角肌
— 側三角肌

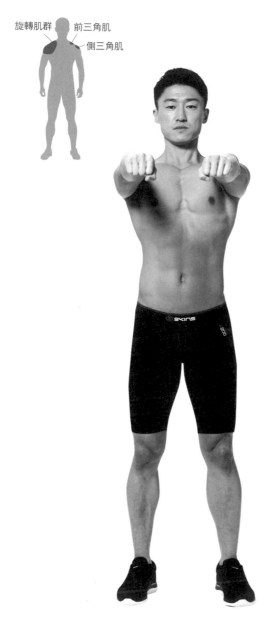

1 站姿，雙手握拳向前伸直
腰背挺直站立，手臂握拳，手背向下，向前平舉。

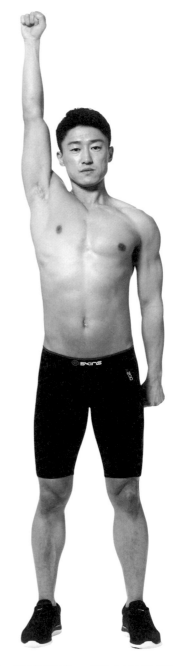

2 保持握拳，將右手舉起
右臂舉至頭頂上方，左臂放下。

此動作能提高肩膀肌肉的柔軟度，讓肩關節的活動更流暢，同時提升肌力。動作時，肩膀請施力，且手肘務必確實打直，不彎曲。

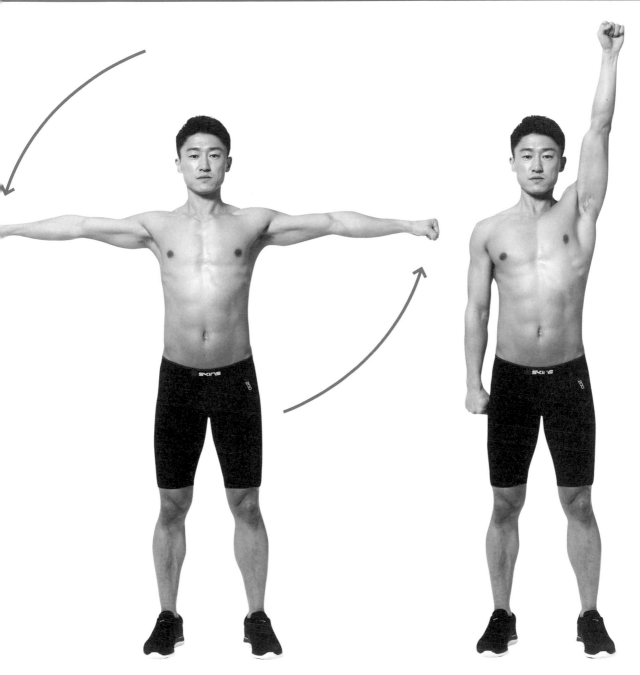

3 右臂向後，順勢帶起左臂

雙臂開始由前往後旋轉；進行時，手肘需打直不可彎曲。

4 畫大圓，至左臂向上舉起

左手臂舉至頭頂上方，右臂放下。回到動作 ❶，再換邊重複進行。

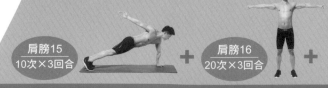

肩膀15
10次×3回合 + 肩膀16
20次×3回合 +

星期三 | 肩膀 17 ▶ 趴姿平舉雙臂

20次×3回合

這個動作能刺激全身肌肉，屬於爆發性較高的肌力訓練。因此，建議充分做完伸展操後再進行，避免運動傷害。

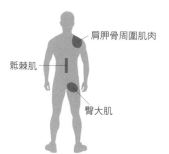

肩胛骨周圍肌肉

骶棘肌

臀大肌

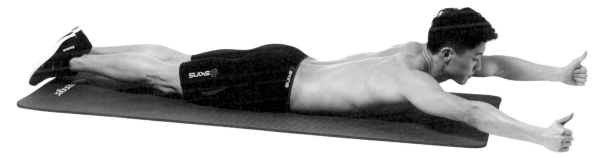

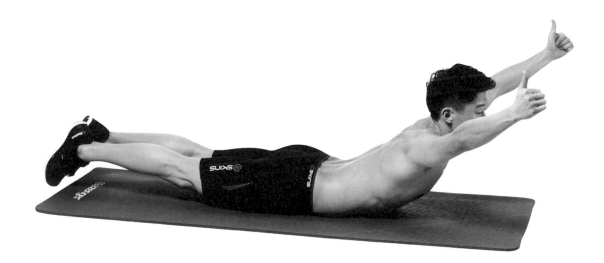

1 趴姿，雙手向前伸直不碰地
趴於地面，雙臂向前伸直但不碰地，雙手離地並豎起大拇指。

2 雙手比讚，同時抬起上半身
下半身固定於地，將上半身抬起，雙臂則盡量向上舉高，呈 V 字形。

20次×3回合

此為伏地挺身的變化版，差別在於手臂與腿部的位置較近，且身體重心需放在頭部，才能強烈刺激手臂和肩膀。此外膝蓋勿過度彎曲，避免跌倒。

僧帽肌　後三角肌　三頭肌

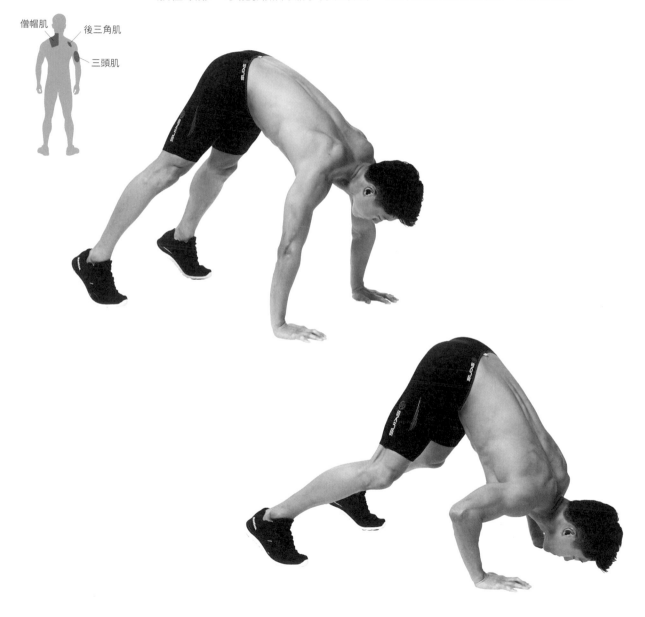

3 趴姿，臀部抬高，呈倒 V 字形

呈撐地三角姿，手臂和雙腳打開至比肩寬，並貼於地面。請盡量縮短手臂和雙腳間距離，同時抬高臀部。

4 同時彎曲膝蓋和手臂

慢慢彎曲手肘和膝蓋，將身體下壓，在頭部快著地前抬起。再重複此動作。

57

肩膀17
20次×3回合  + 肩膀18
20次×3回合 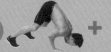 +

星期五 | **肩膀 19** 〉 **蹲坐起立舉啞鈴**

20次×3回合

這是全面鍛鍊肩膀的動作。深蹲時同步舉起手臂，能使肌肉更均衡生長。

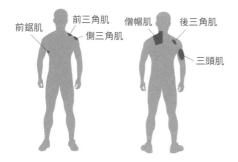

前鋸肌　前三角肌　僧帽肌　後三角肌
　　　　側三角肌　　　　　　三頭肌

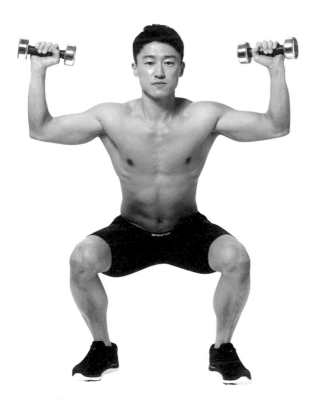

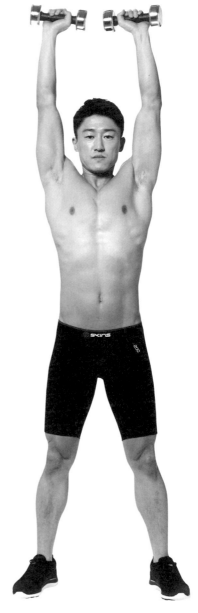

1 手握啞鈴，蹲坐而下

手持啞鈴，掌心朝前，手臂彎曲置於耳朵旁。腰部挺直，臀部向後，屈膝蹲坐。

2 起身，將啞鈴向上舉起

慢慢起身，手臂打直並將啞鈴高舉過頭。回到動作 **①**，再重複此動作。注意膝蓋不可超過腳尖。

3 WEEK

星期五 ｜ 肩膀 20 ＞ 側蹲坐舉啞鈴

20次×3回合

這是可運用全身肌力的動作，若快速操作，甚至能達到有氧運動的效果。屈膝時，將身體重心移至膝蓋彎曲的那一側，另一隻腳則打直。

僧帽肌　後三角肌

三頭肌

臀小肌
臀中肌
臀大肌

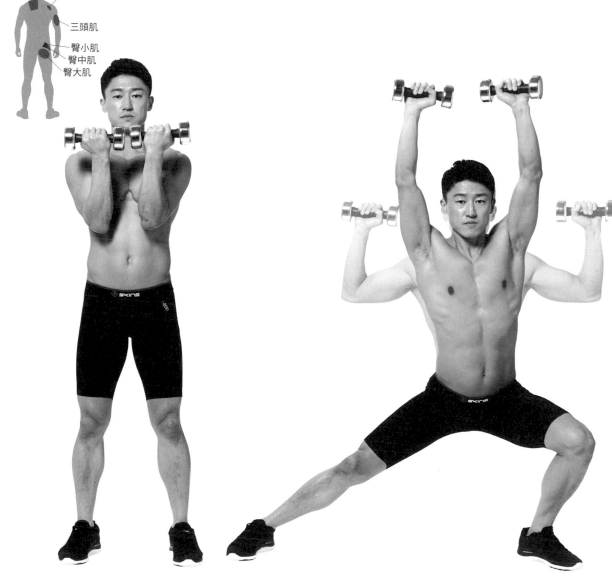

1 站姿，手握啞鈴置於胸前
雙腳打開至與肩同寬站立，手肘彎曲，掌心向內、舉起啞鈴，並於下巴前方併攏。

2 重心往右，將啞鈴向上舉起
右腳大幅下壓，左膝彎曲呈直角，扭轉手腕，使掌心朝前，將啞鈴舉至耳朵高度，再向上舉高。回到動作 ❶，再換邊進行。

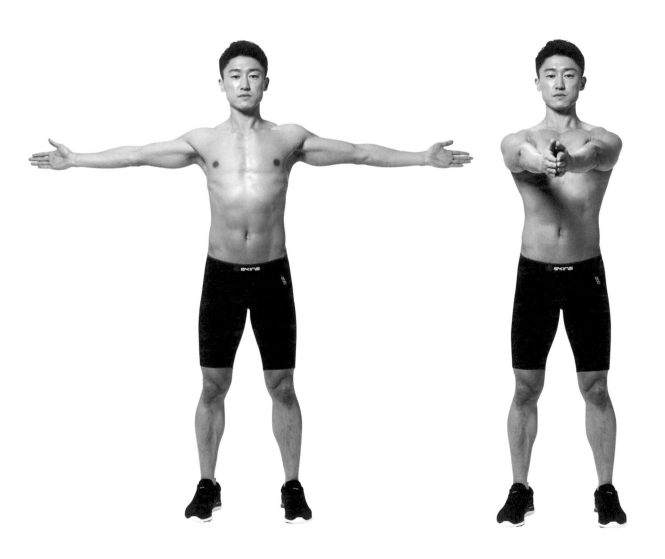

1 站姿，雙臂打開
雙腳打開至與肩同寬站立，雙臂往兩側平舉。

2 手臂向前合掌
胸部施力，手臂向前併攏，使掌心緊貼。

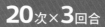
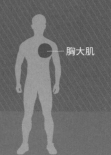
這是鍛鍊上半身肌肉的胸部內側動作。只要重複此動作,兩側胸部間會產生線條,打造出立體胸肌和完美胸線。進行時,必須感覺胸部有施力,效果更好。

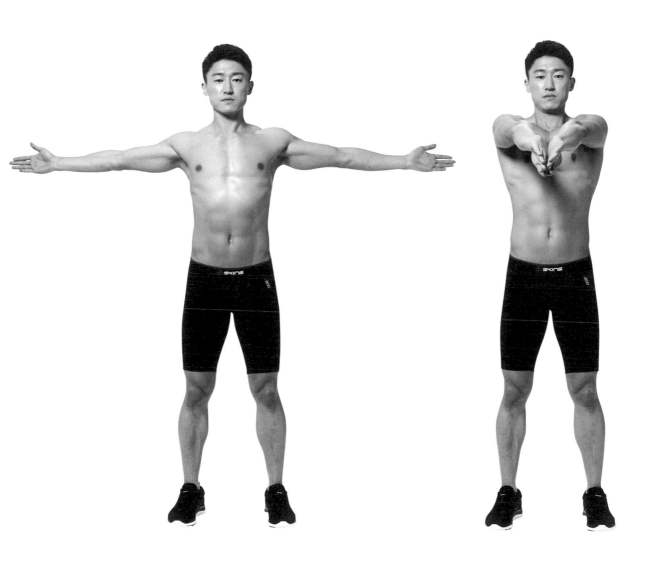

3 再次打開雙臂

雙臂再次往兩側打開,回到動作 ❶。

4 雙臂再次合掌併攏

胸部再次施力,使手臂向前併攏,但改以手背緊貼。

背部3 　單臂高撐體

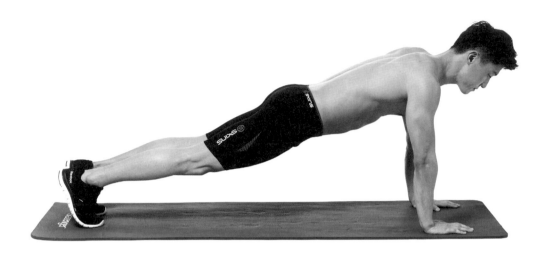

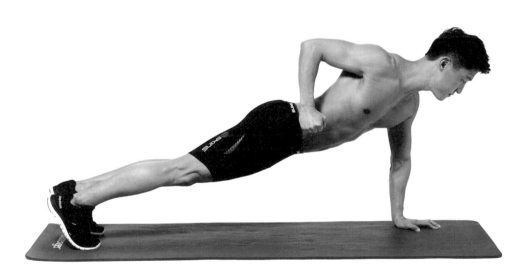

1 趴姿，腳尖撐地

雙臂打開至與肩同寬，掌心貼地，踮起腳尖，使身體維持一直線。

2 將右手拉起至腰部

以左手臂支撐身體，將右手握拳彎曲並向上拉。進行時，必須感覺背部肌肉正在收縮。

此動作能鍛鍊支撐身體的手臂及肩膀肌肉,並均勻刺激上半身整體肌肉。動作時,上半身請固定不動,保持重心。

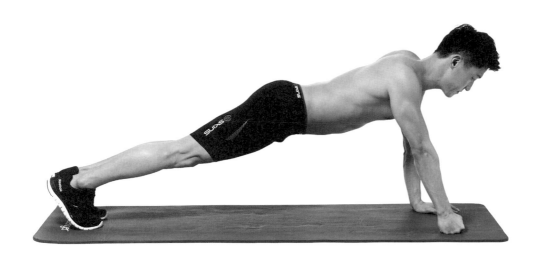

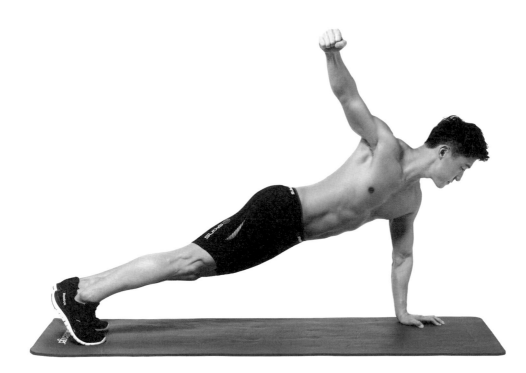

3 將右手臂放下

放下右手臂,並握拳輕觸地面。

4 再次握拳向上伸直

將右手臂往側邊再次舉高。回到動作 **❶**,再換左手以相同方式進行。

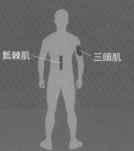
手臂3　趴姿撐上半身

在沒有啞鈴或槓鈴的情況下，單以手臂力量撐起上半身，也能充分鍛鍊手臂後方的三頭肌。此外，亦能同時刺激背部和腹部肌肉。

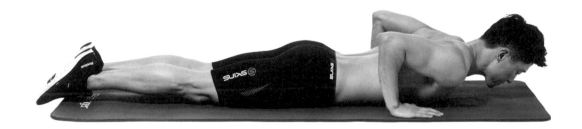

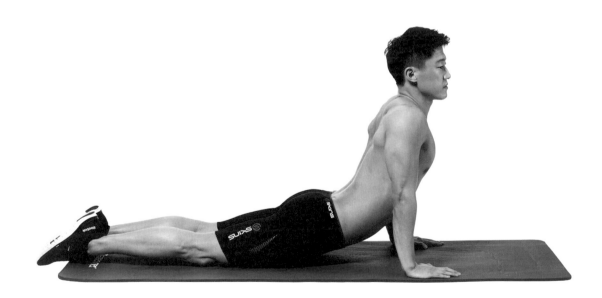

1 趴姿，頭部略抬起
手臂緊貼側腹部趴地，掌心撐地，並置於胸部旁。

2 起身，將上半身抬起
手肘打直，慢慢挺起上半身。回到動作 ❶，再重複此動作。

腹部3 平躺屈體捲腹

這是反覆收縮與放鬆腹肌,並打造結實腹部的動作。捲起上半身時,要感覺腹部被擠壓,且正在強烈收縮,才能達到運動效果。

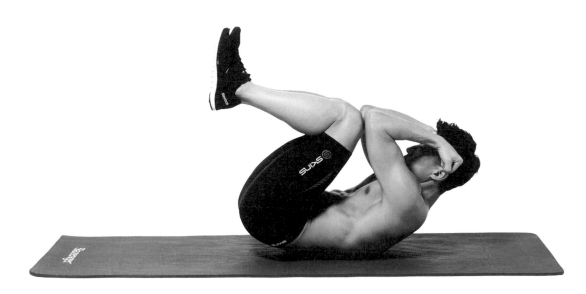

1 躺姿,四肢伸直

平躺於地,雙臂及雙腳分別打直,並稍微離地。

2 起身,將手肘與膝蓋互碰

雙腳併攏抬起時,上半身同時捲起,使膝蓋和手肘相觸。回到動作 ❶,再重複此動作。

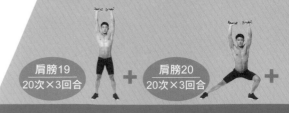

肩膀19
20次×3回合

肩膀20
20次×3回合

20次×**3**回合

這是強化包覆脊椎的肌肉，並同時刺激背部、腰部、臀部和肩膀的高強度動作。建議充分做完伸展熱身後再進行，避免腰部受傷。

僧帽肌　後三角肌
骶棘肌　背闊肌
臀大肌

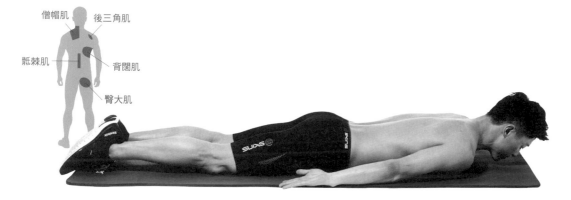

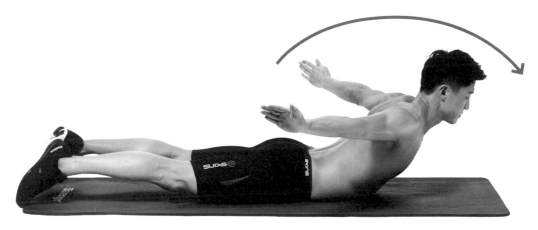

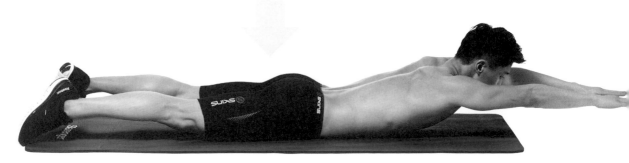

1 趴姿，頭部略抬起
雙臂自然放於身體旁趴地，掌心朝向上方。

2 雙臂向後舉起
由後往前，大幅旋轉手臂，像游蝶式一樣，將上半身抬起。

3 雙臂越過頭部畫圓
雙臂越過頭部時，放下上半身。回到動作 **❶**，再重複此動作。

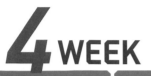

20次×3回合

用單臂支撐身體時可強烈刺激肩膀,並能鍛鍊胸部周圍肌肉、核心肌群、手臂和背部肌肉。由於是用單臂支撐身體,因此也能訓練平衡感。

僧帽肌
肩胛骨周圍肌肉
骶棘肌
三頭肌

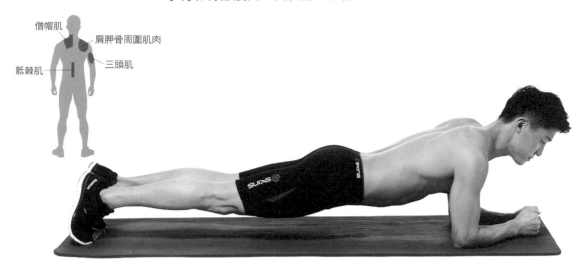

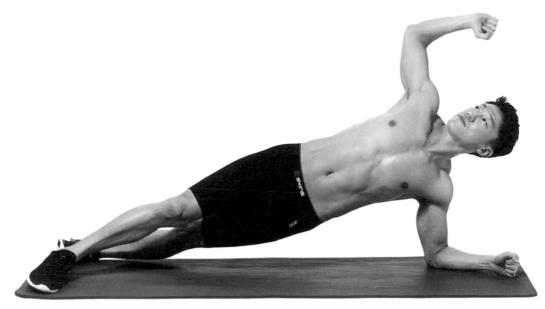

1 趴姿,用手肘與腳尖撐地
腳尖併攏後踮起,雙手握拳相碰,手肘貼地,撐起身體。

2 右手抬起,呈側撐體姿
身體向右上方抬高,並舉起右臂,使右臂與地面呈平行。回到動作 ❶,再換邊進行。

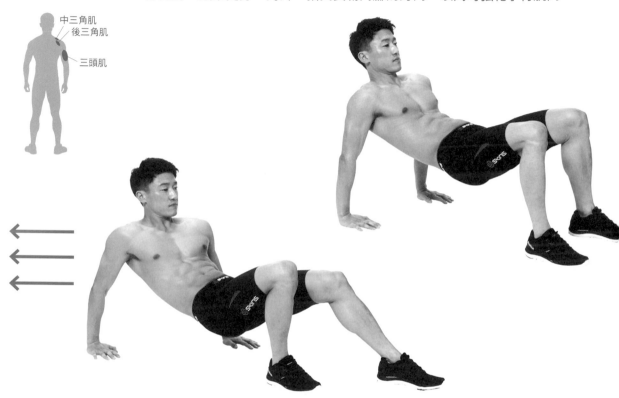

肩膀21
20次×3回合 +

肩膀22
20次×3回合 +

星期三 | 肩膀 23 > 撐體向後走

20次×3回合

中三角肌
後三角肌
三頭肌

動作時若下壓臀部,便會減少對肩膀和手臂的刺激,因此,請盡量維持抬臀姿勢,效果更好。另外,指尖要朝向腳的方向,以同時強化手臂肌肉。

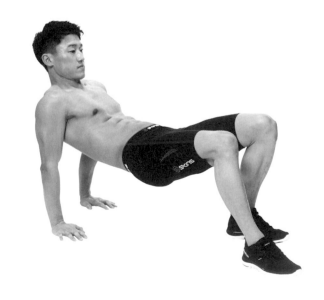

1 四肢貼地,將身體反向撐起
屈膝呈橋式,以腳掌和手掌心支撐地面。臀部盡量抬高,不碰地。

2 右腳與右手同時向後退一步
右腳先向後退一步,同時右手也向後退。接著,左右腳輪流向後走。

3 換左腳與左手向後退一步
再換左腳和左手後退一步。接著,重複左右腳輪流向後走。

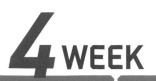

20次×3回合

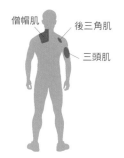

僧帽肌　後三角肌

三頭肌

這是在原地左右移動身體重心，以便強烈刺激肩膀肌肉的動作。只要均勻刺激三頭肌、僧帽肌及三角肌，便可有效集中強化肩膀肌肉。

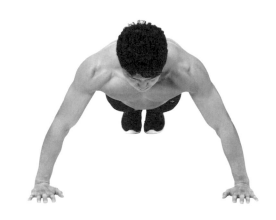

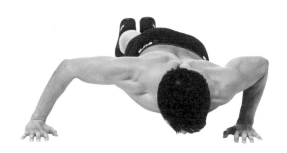

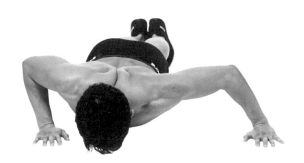

1 趴姿，雙手撐地
雙臂打開至略比肩寬，腳尖併攏踮起，呈伏地挺身的姿勢。

2 上半身往左壓
兩邊手肘同時彎曲，但上半身請往左手臂的方向下壓。

3 換上半身往右壓
起身，上身再往右向下壓。回到動作 **❶**，再換邊以相同方式進行。

20次×**3**回合

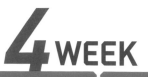

僧帽肌　後三角肌
三頭肌

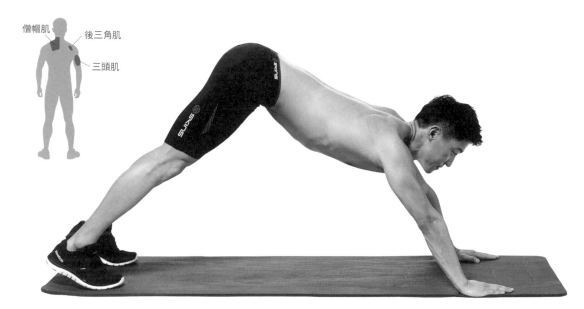

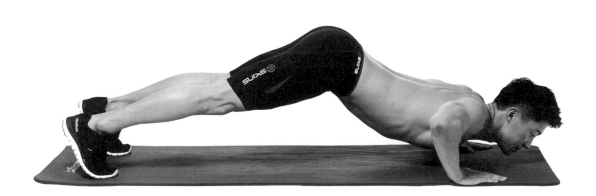

1 趴姿抬臀，手掌撐地
雙臂打開至比肩膀寬趴地，臀部抬高，呈倒 V 字形。

2 將上半身往下壓
手臂施力，頭部和胸部朝地面慢慢下壓，保持臀部抬高。

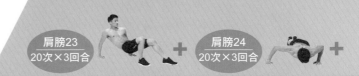
這是伏地挺身的變化，如同通過洞穴般，利用上半身做波浪動作，進行時，能感覺背部、手臂和肩膀肌肉被強烈刺激。

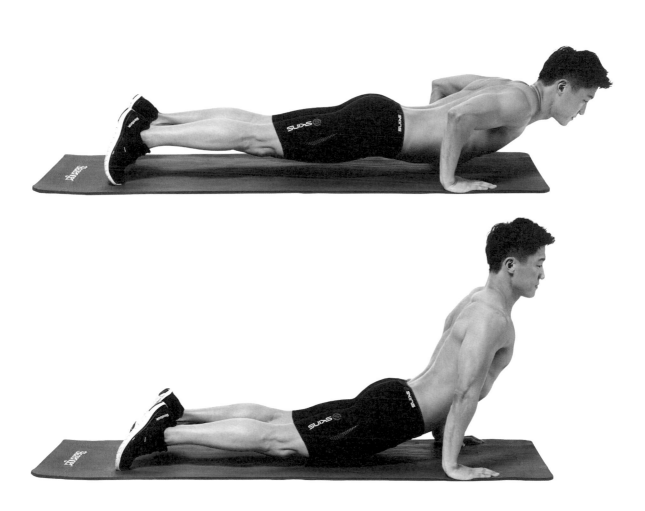

3 將臀部下壓
上半身維持固定狀態，臀部慢慢下壓。

4 將上半身抬起
上半身完全抬起，下半身再往下壓，直到快碰到地面。抬起上半身時，雙臂請打直。

20次×**3**回合

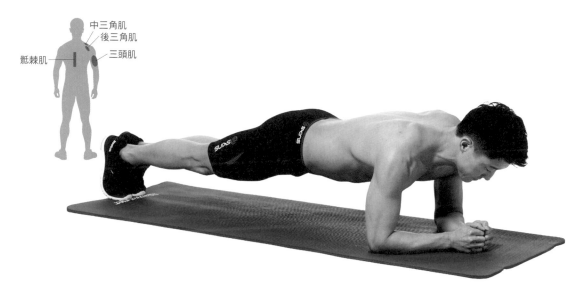

中三角肌
後三角肌
三頭肌
骶棘肌

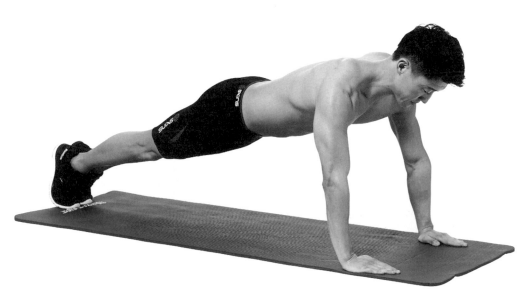

1 趴姿，雙手握拳後撐地
趴於地，雙手握拳併攏，手肘
緊貼地面，腳尖踮起，使身體
維持一直線。

2 身體抬起並撐地
肩膀和手臂出力，讓身體瞬間
抬起，手肘打直，並改用手掌
撐地。

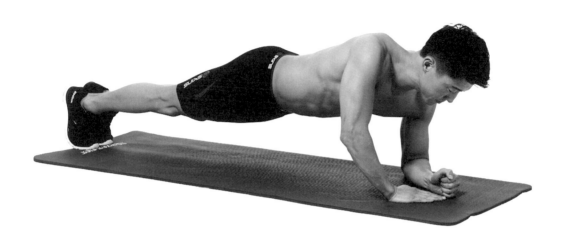

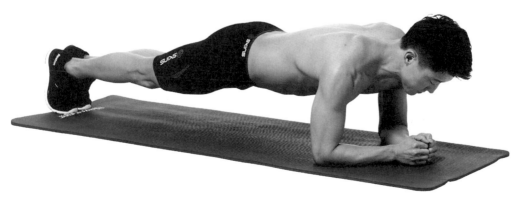

3 左手臂再次彎曲

左手肘和右手肘輪流彎曲，使身體抬起再放下。

4 右手臂也彎曲

回到動作 **❶**。再重複進行左右手依序彎曲、撐地的動作。

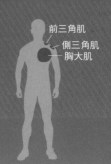

前三角肌
側三角肌
胸大肌

胸部4 抬胸式伏地挺身

此動作不僅能強烈刺激胸部肌肉，也能鍛鍊瞬間爆發力和敏捷度。為了預防手腕受傷，動作時，請務必使用整隻手臂的力量進行。

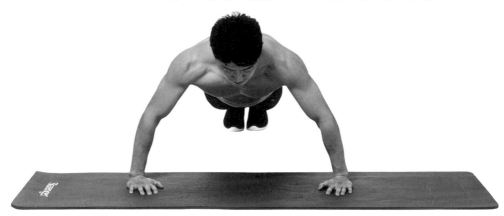

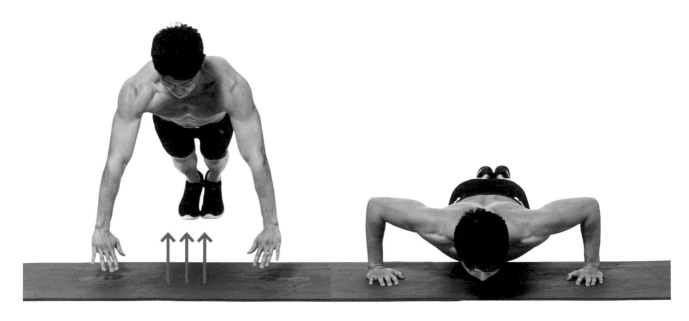

1 雙臂撐於地面
雙臂打開至比肩膀寬，腳尖併攏後踮起，呈伏地挺身的姿勢。

2 將上半身瞬間抬起
下半身固定，將上半身瞬間抬起；不要抬太高，以免壓迫手腕。

3 著地，上半身往下壓
著地的同時，胸部下壓做伏地挺身，再回到動作❶，重複此動作。

4 WEEK >>>
星期二・四・六

20次×**3**回合

僧帽肌
骶棘肌 ——— 背闊肌
臀大肌

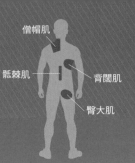

背部4 ## 趴姿抬起四肢

這個動作可刺激背部、腰部及臀部的所有肌肉，搭配手肘往背部方向拉起，更能強烈收縮背部肌肉。

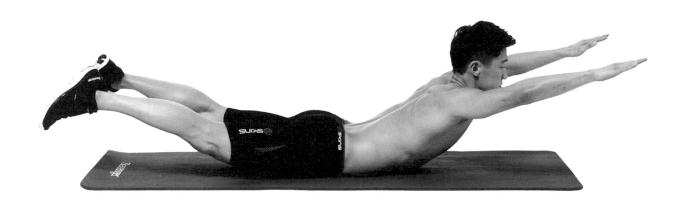

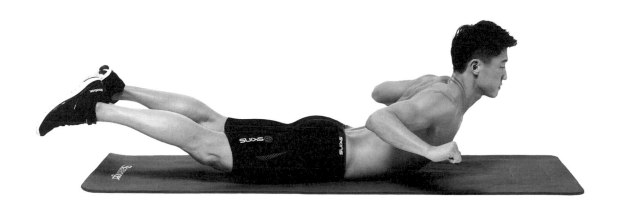

1 **四肢離地，呈超人姿**
趴於地，肚子緊貼地面，雙臂和雙腳皆離地，向上抬起。

2 **雙臂彎曲，向後拉至胸部**
手肘彎曲向後拉，收縮背部肌肉，雙腳保持不動。回到動作❶，再重複此動作。

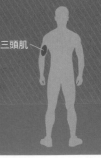
手臂4　三角式伏地挺身

雙手併攏做伏地挺身，可將力量集中在手臂和胸部上。動作時，身體維持一直線，專心活動手臂和胸部的肌肉，效果更好。手臂彎曲時，兩側手肘必須朝向 45 度的斜線方向。

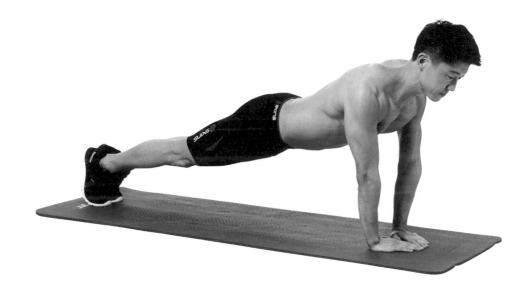

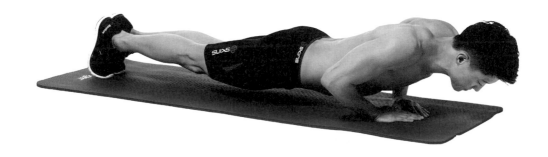

1 趴姿，手掌撐地呈三角形
雙手大拇指和食指做出三角形的愛心狀，平貼於胸下的地面，呈伏地挺身的姿勢，雙臂打直。

2 手臂彎曲，上半身往下壓
身體維持一直線，慢慢下壓，在胸部碰地前抬起。

腹部4　交叉捲腹

這是能修飾側腹部肌肉，並雕塑線條的鍛鍊動作。動作時，需感覺身體被扭轉，而不是單純的將上半身抬起。

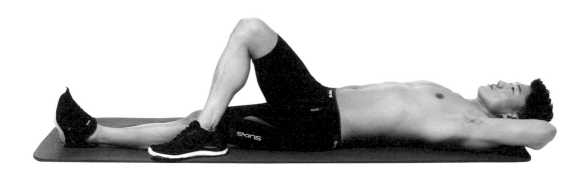

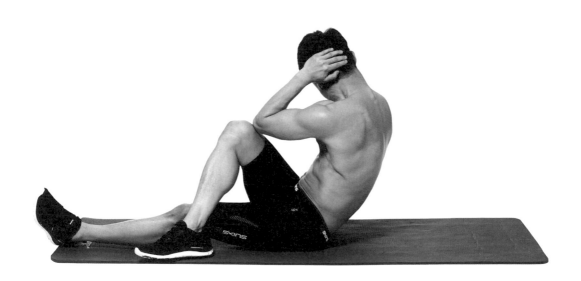

1 躺姿，右腳交叉於左腳旁
平躺於地，右腳彎曲並踩在左膝旁的地面上，手臂緊貼後腦勺。

2 起身，以左手肘碰右膝
將上半身朝右扭轉抬起，並用左手肘輕觸右膝蓋。回到動作 **❶**，再換邊重複進行。

鍛鍊上半身時，容易發生的 4 個問題

Q 我已經運動數個月，但上半身線條仍沒有什麼變化，該怎麼辦呢？

若已運動一段時間仍沒有具體的改變，即表示你的運動強度不足。因此建議慢慢增加負荷量，並進行高強度的組合動作。例如，第一回合使用能舉起 20 次以上的輔助器材進行暖身，第二回合則使用只能舉起 15 次的輔助器材；有時，慢慢增加負荷量並減少操作次數，效果更好。

此外，進行高強度運動後，必須補充營養。唯有充分攝取碳水化合物和蛋白質，才有助肌肉生成和雕塑體態。最後是「姿勢」，就算努力鍛鍊上半身，但走路時彎腰駝背，只會讓人感覺體態欠佳。因此，平時養成抬頭挺胸、背肌出力的習慣，才能確實展現曲線迷人的完美身材。

Q 運動時，因為肩膀僵硬導致手臂無法高舉伸直，該怎麼辦呢？

我常看到許多人雖肩膀沒受傷，卻沒來由地疼痛不已，且手臂很難舉起。這是因為現代人常坐著，鮮少活動，導致肩膀肌力下滑，無法順利分配營養至上半身的關節與肌肉，才會發生上述問題。

雖然有疼痛感，但我還是建議隨時進行繞手肘等簡易運動，幫助放鬆肩膀肌肉。若可行再請進行手持水瓶，反覆高舉手臂的動作，擴大肩膀的可活動範圍。

如果疼痛感和症狀持續好幾週仍未改善，此時請先充分休息，並前往醫院接受治療。待病況穩定後，再進行適合的運動，才是正確的方法。

Q 進行上半身運動時，若兩側肩膀的力道太懸殊，是否會影響運動效果？

大部分的人，其左右肩膀的力道本來就不同。這是因為平時使用習慣，如慣用左肩或右肩，導致鍛鍊不均所致。

如果想改善肩膀力量懸殊的問題，以進行啞鈴運動為例，不妨改為左右手各別進行，會比雙手同時進行，來得更好。

基本上，不能因為施力輕鬆，就只針對其中一邊鍛鍊，反之，必須配合力道弱的肌肉，加強訓練、改善，以達到左右平衡。唯有以此方式鍛鍊力道較弱的肩膀，才能培養肌力，打造勻稱線條。

Q 我想塑造能撐起衣服的挺拔身材，該進行哪一種運動呢？

如果要打造撐得起衣服的體態，絕不能只練肌肉，還要減少脂肪。只要脂肪減少，就算只長出一些肌肉，線條也會十分明顯。因此，減少脂肪與鍛鍊肌肉一樣重要。

為了減少脂肪，需進行適量的有氧運動及飲食控制。男性的體脂肪率至少要降到 12% 以下，而女性則建議降至 20～22 ％左右，才能看到明顯的肌肉線條。

此外，穿太大或太小的衣服，反而會突顯上半身的窄小，因此，挑選適合自己的衣服也十分重要。

專注於鍛鍊，
誰都能練出完美肌肉

丹尼爾・海尼
透過極限運動，打造 X 戰警的壯碩肩膀

運動時間 12 週
體脂肪減少 5%，肌肉量增加 10%

　　丹尼爾・海尼是眾人公認的暖男，並擁有令人羨慕的八頭身。擁有精壯身材的他之所以前來找我，是因為好萊塢電影〈X戰警：金鋼狼〉拍攝在即，他想集中鍛鍊身材的緣故。在一般人的眼中，丹尼爾・海尼的身材已經非常完美，但若和好萊塢的巨星們相比，尚有些不足。畢竟主角是高達190公分，且充滿壯碩肌肉的休・傑克曼，他無疑是眾所皆知的「好萊塢猛男」。

學習海軍陸戰隊，將身體當作器材

　　進行完簡單的體能測試後，我為他擬定為期 12 週的運動計劃。雖然進行一般的肌力運動就能打造完美肌肉，但是，若想打造出符合 X 戰警中「野獸般的強壯模樣」，卻很困難，因此，我們決定選擇「美國海軍陸戰隊的訓練方式」，是直接以身體當作武器使用，就算在沒有裝備或運動器材的情況下，也能發揮最佳肌力、瞬間爆發力、持久力、靈活性的運動方式。

每週 5 天極限運動，提升肌力

　　由於丹尼爾目前進行的運動方式，無法幫助其練出壯碩肩膀，因此，我重新擬定訓練計畫。首先，每天早上跑步前往攝影棚，大約跑 30 分鐘後，馬上開始運動。運動方式包括：拋接輪胎、搖輪胎等極限腹肌運動，以極快的速度反覆操作這些身體極限運動。這項計劃連讓原本就有運動習慣的丹尼爾・海尼，也疲憊到嘔吐數次。就這樣，每週 5 天，1 天 1 小時的運動。12 週後，他終於練出在電影〈X戰警：金鋼狼〉中，大家所看到的厚實、壯碩肩膀。

高修
鍛鍊出精雕細琢般的肩膀

運動時間 16 週
體脂肪減少 10%，肌肉量增加 10%

　　在電影〈尚衣院〉開拍的 5 個月前，高修前來找我，述說有關鍛鍊身體的過程與難處，並認真說明自己所渴望的身材。於是，我們馬上開始進行體能測試。在體力到達極限前，進行測試的高修從來不曾有過半句怨言，努力完成運動的次數與回合數。與其說他是靠體力辦到，倒不如說他是靠「忍耐」與「努力」，展現出強大的意志力。

　　基本上，體格、體力或體質也會影響身體的整體變化，不過，最重要的是熱誠與努力。基於這個原因，高修在這 5 個月中，以最大努力進行每週 3 天的運動計劃，並嚴格遵守生活習慣。大約花費 4 週進行強化基礎體力的運動後，接下來的 4 週內，則以稍微提高速度和強度的身體運動，進行鍛鍊。

　　此外，他為了擁有勻稱的身材，也從未忘記進行臀部和腿部的鍛鍊。最後，他練出穿上襯衫後，依然能若隱若現的魅力肌肉。

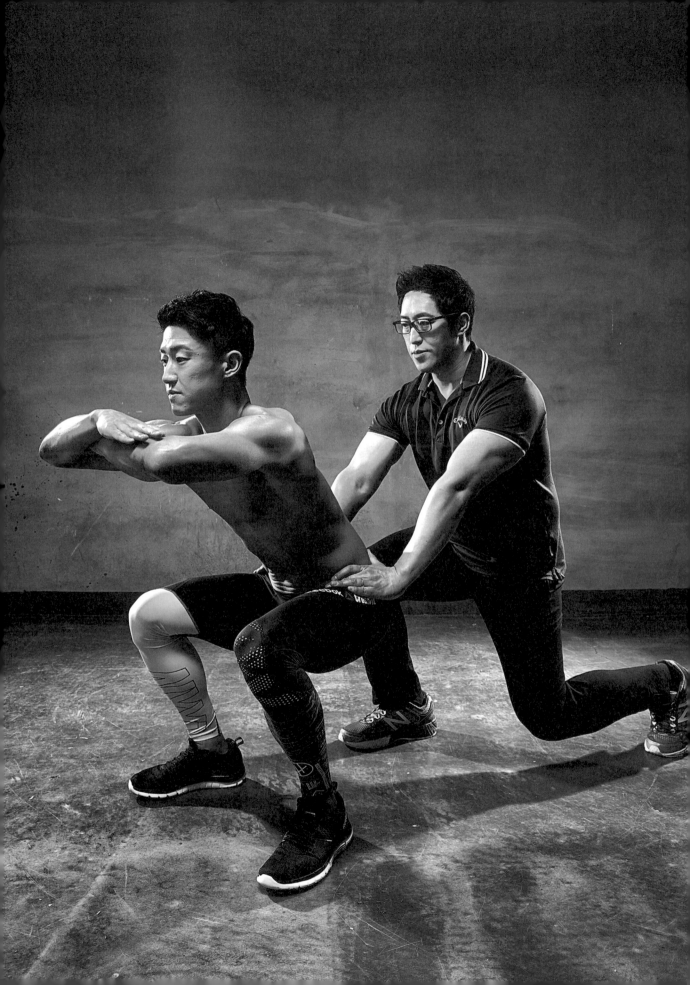

下半身篇

每天10分鐘，
4週練出緊實臀部

強化訓練下半身，增肌又減脂！

Part 2

緊實下半身，讓你增高5公分！

根據一項調查，我們發現 20～30 歲的女性對於「最愛男性身材部位」的描述，相當有趣。例如：青筋爆裂的手臂肌肉、骨架鮮明又結實的背部肌肉、穿針織衫時若隱若現的胸肌、厚實不誇張的肩膀等。然而，對於臀部的描述，僅以看起來結實，或看起來有彈性即可。也就是說，她們在描述感到具有魅力的男性時，會以厚實肩膀、溫暖胸膛、強壯手臂等形容，但是提到臀部時，卻異口同聲表示「有彈性」就好。

因此從現在起，希望各位男性明白，唯有懂得鍛鍊臀部的男人，才懂得何謂「性感魅力」！

擁有強健的臀部肌肉，是身材的決勝點

男性的骨架結構與女性不同，上寬下窄，以致多半會忽略下半身的訓練；尤其，「臀部」更被認為是男人無需鍛鍊的部位，所謂的「蜜桃臀」，更僅被視為女性的專利和目標。事實上，當我們進行腰部或腿部訓練時，若臀部缺乏肌肉，是無法準確、順利地完成動作；且在肌力不足的情況下，甚至可能造成運動傷害。

此外，下半身的肌肉量多寡，更影響著血液循環的好壞。若各位只專注於上半身的訓練，可能因血液循環不良，導致再怎麼努力訓練，仍無法擁有厚實的上半身。換句話說，唯有下半身肌肉發達，上半身的肌肉才得以均衡發展。另外，空有發達壯碩的上半身肌肉，雙腳卻軟弱無力，我想應該也不是女性朋友們眼中的理想身材吧！

此外，若以「視覺錯視」的角度而言，擁有結實有力的臀部，可使其往上提高約 5 公分，因而使腿部看起來更修長，身材比例更完美。因此，無論你是骨瘦如柴、弱不禁風，還是贅肉鬆垮的身材，都請先試著鍛鍊臀部肌肉，你將發現其改變與成效，會比努力鍛鍊上半身更顯著。

翹臀是性感的象徵，男女都可練

由於臀部與腰部、大腿相連，因此鍛鍊臀大肌時，也會一併刺激大腿股四頭肌和腰部肌肉。例如：躺在地上抬起骨盆的拱橋動作雖簡單，卻能同時刺激臀部和大腿後側的肌肉；而鍛鍊大腿的深蹲則可同時鍛鍊臀部肌肉、腰部和大腿前側肌肉。也就是說，進行下半身運動時，其所可刺激、訓練的範圍，比上半身運動更廣，投資報酬率更高。

此外，據說加強下半身的訓練，可使男性荷爾蒙的分泌更旺盛，身體更健康，也更能展現男性魅力。至於女性，擁有翹臀即等於和「性感、魅力、年輕」畫上等號。因此，現在就跟著我每天花 10 分鐘，進行為期 4 週的下半身運動，打造充滿魅力的完美體態吧！

一天 4 個動作，4 週改變下半身

「4 週下半身運動計劃」是由一天進行 4 個動作所構成。星期一、三、五進行可讓臀部肌肉結實的運動；星期二、四、六則進行強化臀部周圍（如：腿部、腰部、腹部）肌肉的運動。

第 1 週的星期一先熟悉 4 個動作，星期三複習星期一其中的 2 個動作，同時新增 2 個動作，星期五也是複習星期三學到的 2 個動作，再學 2 個新動作。至於臀部周圍肌肉的運動，則採取「局部運動」方式，每週學習 4 個新動作，並於星期二、四、六反覆進行即可。

複合式訓練，一天10分鐘就 OK

誠如先前我所提的，「發揮專注力，一天運動 10 分鐘就 OK！」在此，我要再度重申，不論是鍛鍊身體的哪個部位，只要提高運動時的專注力，皆能有效鍛鍊肌肉；因此，就算一天只有 10 分鐘，也能打造迷人的俏麗臀部曲線。

而本章的下半身運動，亦是能同時鍛鍊肌肉群及周圍肌肉的「複合式體能訓練」。同理可證，4 週下半身運動計劃中，也是進行單一動作時，能刺激 3～7 個肌肉部位的運動，消耗大量卡路里。

依身體狀況，調整運動強度

「4 週下半身運動計劃」是以「任何擁有健康身體的人，皆能輕易進行」的前提所設計。然而，為了使運動的效益最大化，我依照週次逐步提高運動強度。例如：第 1 週到第 4 週是以「臀部 1」、「臀部 2」等進行，而隨著數字增加，即表示運動強度也逐步提高。若當你發現體力無法負荷，或感覺過於輕鬆、簡單時，可自行調整度，以獲得最佳運動效益。

調整方法很簡單，只要增減重複次數即可。如標準的運動次數是進行 20 次 3 回合。當你想提高強度時，可增加至 20 次 4 回合，或 25～30 次 3 回合；若想降低強度，則進行 15 次 3 回合，或 20 次 2 回合。

鍛鍊臀大肌，肌力就會提升

不知道各位使否聽過「有氧運動心跳區間數值」？其所指的是心臟和肺部的運作效能最佳的數值。當運動時維持於此區間數值，才有助於提升心肺耐力和減少體脂肪。因此，我建議各位請盡可能將心跳區間數值，維持在每分鐘 130～140 下左右。

而 4 週下半身運動計劃中，有許多同時進行弓箭步和深蹲，或跳起後深蹲等動作，實際上<u>這些動作與有氧運動相似，可有效維持心跳區間數值，達到燃脂肪的效果</u>。

此外，人體的肌肉群分佈，以臀大肌的範圍最廣。換言之，若能徹底鍛鍊臀大肌，即能有效提高全身的肌力，就如同進行有氧運動般，鍛鍊肌肉的同時，也能減輕體重。

▶ **我想鍛鍊下半身，應該做什麼？**
可依照「P12～15 暖身運動→P86～135 下半身運動→P16～19 收操運動」的順序進行。

▶ **我想強化身體的曲線，可以做什麼？**
建議搭配 Part1 的上半身運動計劃，同步進行。可依照「P12～15 暖身運動→P86～135 下半身運動→P22～77 上半身運動→P16～19 收操運動」的順序進行。

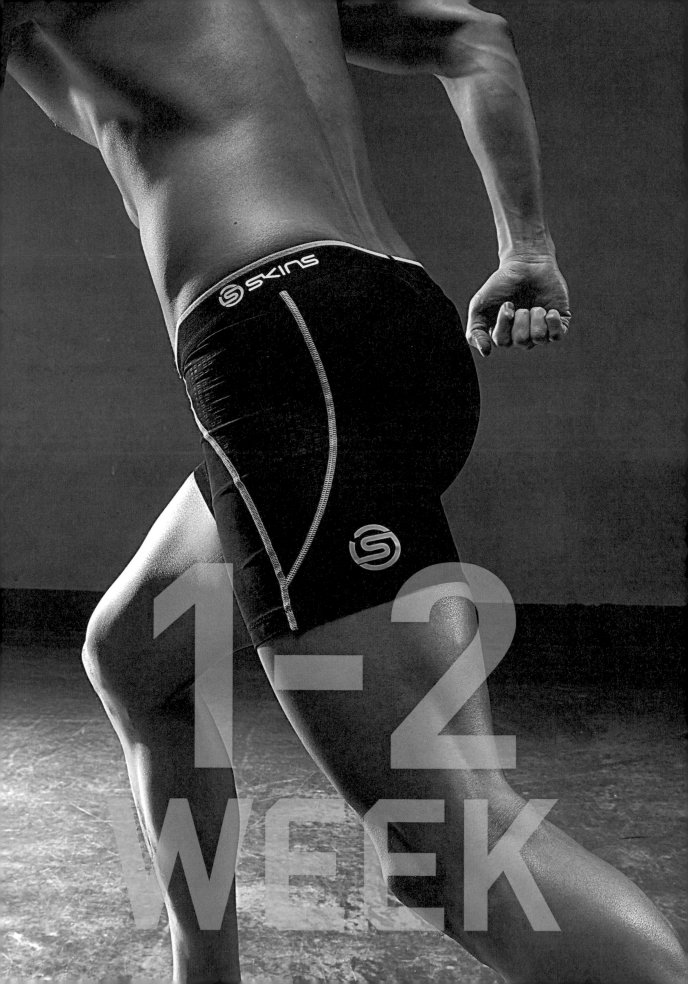

Step 1
喚醒臀部肌肉，強化下半身力量

　　本章主要是以提升下半身基礎肌力為目標，因此多為簡單易操作的運動。然而，雖然看似簡單，也千萬不可以馬虎，必須確實專注於欲鍛鍊肌肉上，集中力量，才可獲得最佳的成效。

　　第 1 週的目標是鍛鍊體力，並提高下身肌耐力的基礎運動。雖然都只是 10 分鐘運動，但每次重複進行時，請務必專注於肌肉的伸展，才能確實將基礎體力和肌力逐步提升。第 2 週則是集中鍛鍊臀部和腿部肌肉，並專注於下半身肌肉的平衡發展。只要持之以恆的重複進行收縮和放鬆的動作，就能有效鍛鍊肌力，打造出結實、有力的臀腿肌肉與曲線。

※星期一、三、五完成臀部運動；星期二、四、六則進行其餘部位的運動。

	星期一	星期二	星期三	星期四	星期五	星期六
開始前	暖身運動	暖身運動	暖身運動	暖身運動	暖身運動	暖身運動
第一週 下半身 運動	臀部 1　p86 臀部 2　p87 臀部 3　p88 臀部 4　p89	腿部 1　p94 腰部 1　p95 大腿 1　p96 腹部 1　p97	臀部 3　p88 臀部 4　p89 臀部 5　p90 臀部 6　p91	腿部 1　p94 腰部 1　p95 大腿 1　p96 腹部 1　p97	臀部 5　p90 臀部 6　p91 臀部 7　p92 臀部 8　p93	腿部 1　p94 腰部 1　p95 大腿 1　p96 腹部 1　p97
第二週 下半身 運動	臀部 7　p92 臀部 8　p93 臀部 9　p98 臀部 10　p99	腿部 2　p104 腰部 2　p105 大腿 2　p106 腹部 2　p107	臀部 9　p98 臀部 10　p99 臀部 11　p100 臀部 12　p101	腿部 2　p104 腰部 2　p105 大腿 2　p106 腹部 2　p107	臀部 11　p100 臀部 12　p101 臀部 13　p102 臀部 14　p103	腿部 2　p104 腰部 2　p105 大腿 2　p106 腹部 2　p107
結束後	收操伸展	收操伸展	收操伸展	收操伸展	收操伸展	收操伸展

1 WEEK

星期一 | 臀部 1 ▶ 躺姿抬臀運動

20次×**3**回合

此動作是訓練下半身肌肉的基本動作，雖簡單但效果極佳。抬起時，臀部請務必用力夾緊，以確實刺激臀大肌。

骶棘肌

股二頭肌　臀大肌

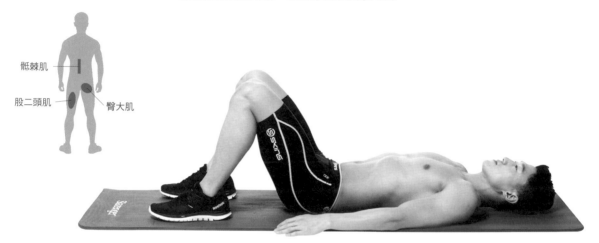

check point
維持抬臀姿勢並
慢慢進行。

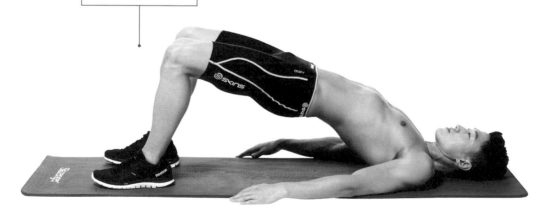

1 躺姿，膝蓋彎曲
屈膝平躺於地，雙手平放於身體兩側。

2 臀部向上抬起
吐氣，手掌撐地抬臀，停留1～2秒。吸氣，將臀部放下，回到動作 **❶**，重複進行。

星期一 | 臀部 2 > 躺姿抬臀踢腿

20 次 × **3** 回合

此為進階版的抬臀運動。當單腳抬起時，另一側撐地的臀腿肌肉，可獲得充分的刺激；此外，亦能提升平衡感和肌耐力，同時鍛鍊腹部肌肉。

腹直肌
骶棘肌
股四頭肌
股二頭肌
臀大肌

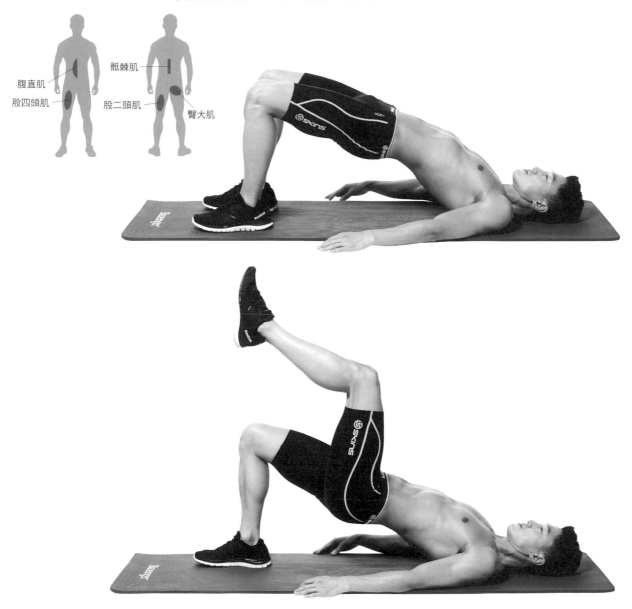

1 將臀部向上抬起

躺姿，雙膝彎曲，將臀部抬起。

2 保持屈膝，將單腳向上抬起

保持膝蓋彎曲，將左腳抬起，停留1～2秒後放下，回到動作 ❶，再換右腳，以相同的方式進行。

20 次 × **3** 回合

此動作能充分伸展小腿肌肉，打造修長的腿部線條；亦能均勻刺激臀部和大腿肌肉。因此，只要反覆進行此動作，就能有效鍛鍊下半身肌肉。

股二頭肌
臀大肌
腓腸肌

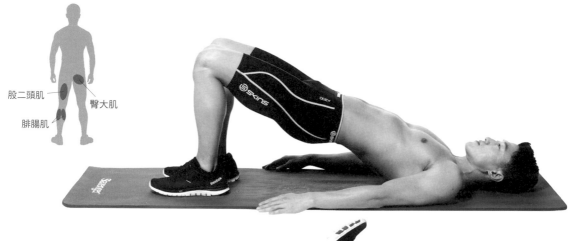

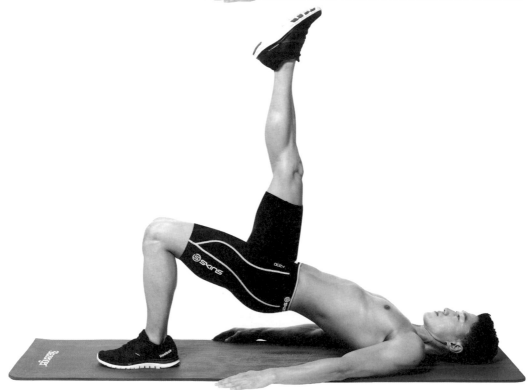

1 臀部向上抬起

躺姿，雙膝彎曲，將臀部抬起。

2 單腳向上抬起並伸直

將右腳抬起，向上伸直並與身體呈直角，停留 2 秒後回到動作 ❶。再換左腳抬起，重複進行。

1 WEEK

20 次 **× 3** 回合

當單腳抬起靜止時，力量會集中在臀部側面，因而充分刺激腰部、臀部和腿部的肌肉。若想擁有俐落有形的側身線條，請務必反覆進行此動作。

臀中肌

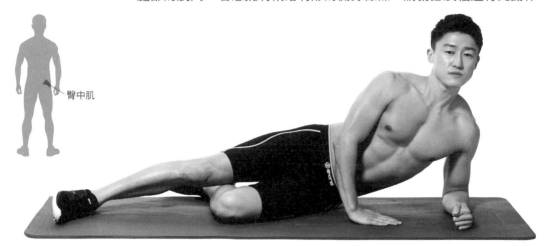

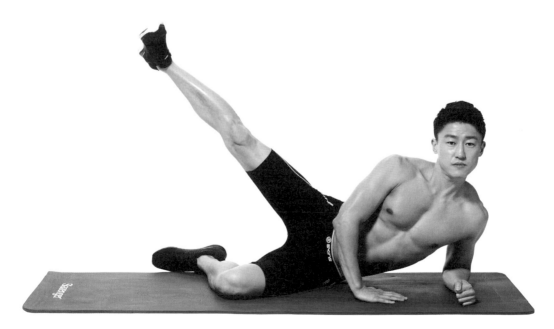

1 側躺，手肘撐地

左側躺，左手肘撐地並置於肩關節正下方，右手平放於腹部前；左腳往後彎曲，右腳向右伸直。

2 將右腳向上抬起

將右腳往上抬起伸直，停留 2 秒後慢慢放下，回到動作 **❶**。換右側躺，再以相同方式進行。

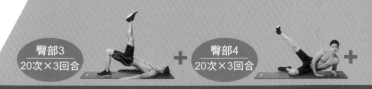

臀部3
20次×3回合

+

臀部4
20次×3回合

+

星期三 | 臀部 5 > **跪姿抬臀運動**

20 次×**3** 回合

此動作除了能刺激臀大肌,由於動作時,身體必須和地面平行,因此也能同時刺激核心肌群,達到鍛鍊腹肌的功效。

骶棘肌
股二頭肌
臀大肌

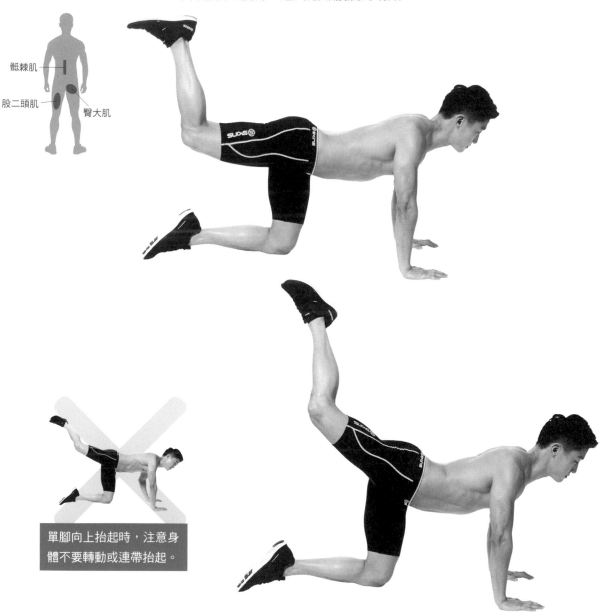

單腳向上抬起時,注意身體不要轉動或連帶抬起。

1 跪姿,右腳屈膝向上抬高

雙手撐地並置於肩關節正下方跪地。將右腳彎曲呈 90 度向上抬起。抬起時,保持上半身與地面的平行。

2 右側臀腿向上抬高

腳尖朝上,保持膝蓋彎曲,將右腳向上抬起,至臀部感到最大緊繃度時放下。回到動作 ❶,換邊重複進行。

20 次 × 3 回合

雖然此動作也可連帶伸展、刺激大腿、腹部和腰部的肌肉；但建議進行時，專注於臀部肌肉的伸展就好，其所帶來的效果會更顯著。

骶棘肌

股二頭肌

臀大肌

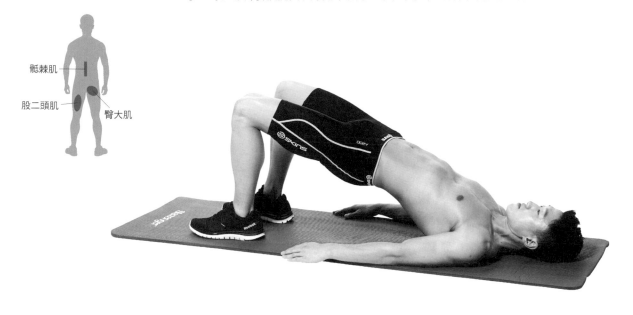

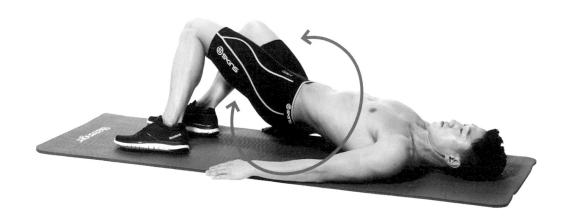

1 躺姿，膝蓋彎曲
屈膝平躺於地，雙手平放於身體兩側。

2 維持臀部抬高，用骨盆畫圓
以骨盆為中心，往順時針方向轉動一圈，接著，再往逆時針方向轉動一圈，依序重複進行。

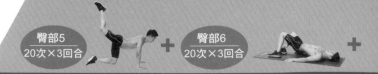

臀部5
20次×3回合

＋

臀部6
20次×3回合

＋

星期五 ｜ 臀部 7 ＞ 開腿抬臀運動

20 次×**3** 回合

此動作能充分刺激被肌肉包覆的髖關節和骨盆，是極佳的下半身強化運動。進行時，請盡量將雙膝打開，使臀部肌肉達到最大緊繃程度。

骶棘肌

股二頭肌

臀大肌

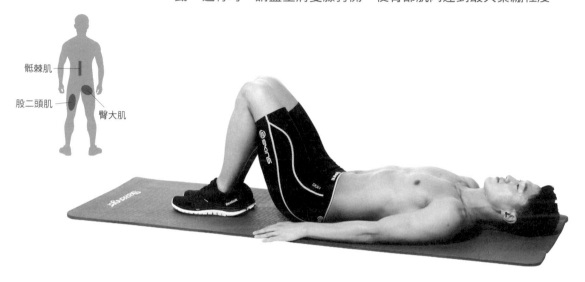

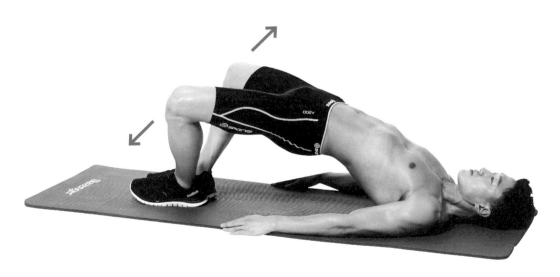

1 躺姿，膝蓋彎曲

屈膝平躺於地，雙手平放於身體兩側。

2 抬臀並打開膝蓋

腳掌併攏，膝蓋打開，將臀部往上抬起，至最大伸展點。回到動作 **❶**，再重複此動作。

星期五 | 臀部 8 > 站姿下腰運動

20 次×**3** 回合

這是透過收縮與放鬆，交替刺激肌肉，達到美化腿部線條的運動。進行時，腰部和膝蓋請打直，並盡可能向下彎，以獲得最大的運動成效。

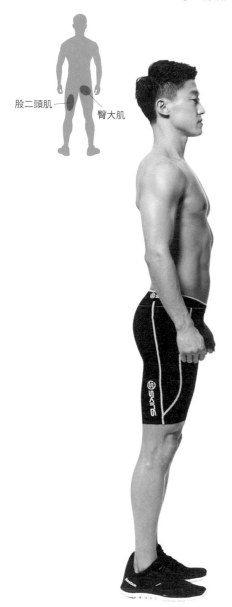

股二頭肌 —
臀大肌

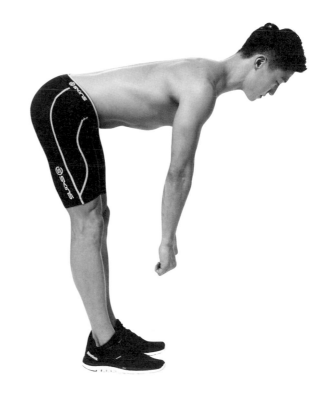

1 站姿，雙手自然垂放與兩側
雙腳打開至與肩同寬站立，雙腳和腰部打直。雙手輕輕握拳置於大腿前方。

2 臀部略往後，將上身往前彎
維持腰背和膝蓋打直，將上半身慢慢彎下，直到感覺大腿後側肌肉有緊繃感，再起身回到動作 ❶。

1 WEEK ⋙
星期二・四・六

20次×**3**回合

股二頭肌
臀小肌
臀中肌
臀大肌

腿部1　**側跨步深蹲**

利用側跨步的深蹲，可同時刺激大腿、臀部和腹部肌肉，是打造強壯下半身時，不可或缺的基本運動。

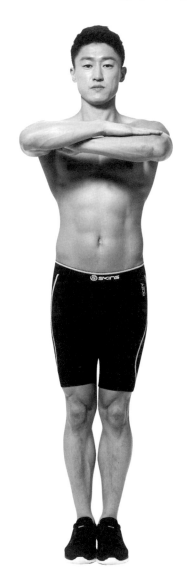

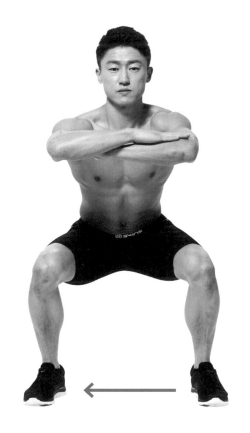

1 站姿，雙臂重疊置於胸前

雙腳併攏站立，雙臂交叉並舉起至與肩同高。

2 右腳往右側跨下蹲坐

腰部挺直，右腳向右側跨出並蹲下，呈深蹲姿勢；接著將左腳靠攏起身，回到動作 ❶，換邊進行。

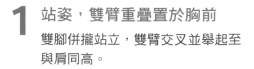

1 WEEK ▶▶▶
星期二·四·六

20次×3回合

肩胛骨周圍肌肉
骶棘肌
股二頭肌
臀大肌

腰部1　跪姿撐體

此動作能鍛鍊肩胛骨周圍肌肉、大腿後側、臀部肌肉和骶棘肌。尤其，當手臂和大腿伸直時，臀部能被充分伸展刺激，因此只要重複進行此動作，就能打造魅力背姿和臀部曲線。

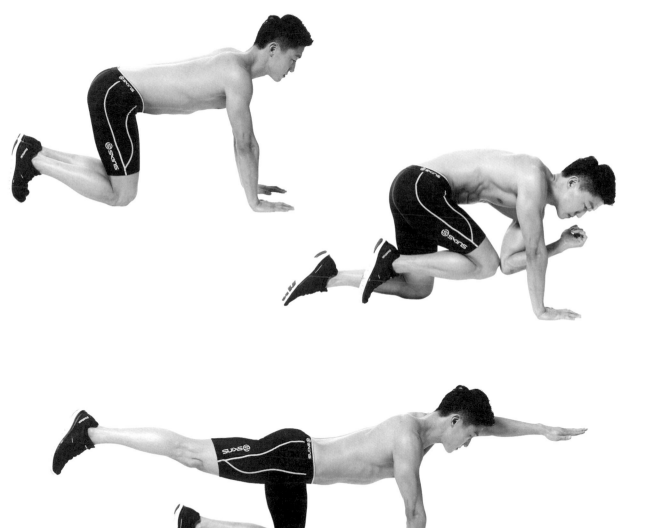

1 跪姿，視線朝地面

左右手掌撐地，腳尖併攏略踮起，跪於地面。

2 手肘和膝蓋往內

將左手肘和右膝蓋，同時拉至胸前收起，並相互碰觸。

3 手肘和膝蓋伸直

將左手和右腳同時伸直，使身體呈一直線。回到動作 ❶，再換邊進行。

1 WEEK ⟫⟫
星期二・四・六

20次×**3**回合

臀小肌
臀中肌
臀大肌
股二頭肌

大腿1　側躺前後伸腿

這是集中鍛鍊大腿後側肌肉的運動。請記得務必將腳尖扳起，且前後擺動時單腳不落地，以確實刺激側腹部和臀部肌肉。

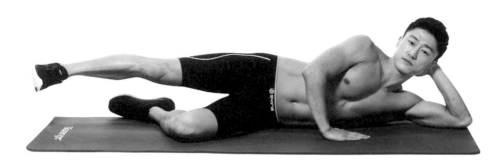

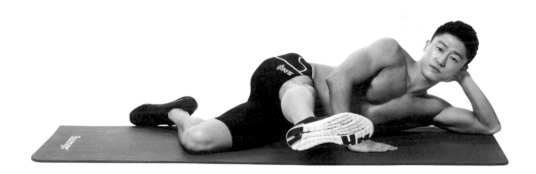

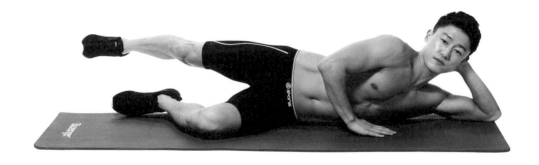

1 側躺姿，左腳彎曲

左手撐頭側躺，左腳彎曲向後。將右腳往側邊伸直並略抬起。

2 右腳往前伸直

將右腳腳尖扳起，使大腿肌肉緊繃，接著往前大幅擺動。

3 右腳往後伸直

保持重心不晃動，將右腳向後大幅擺動。回到動作 ❶，再換邊重複進行。

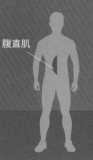
腹部1 | **抬膝後拱身**

這是結合抬膝及拱起上半身的動作,更能強烈刺激腹肌。為了提高運動效果,膝蓋要盡量抬高,上半身則要盡量縮起,以便有效收縮腹部。

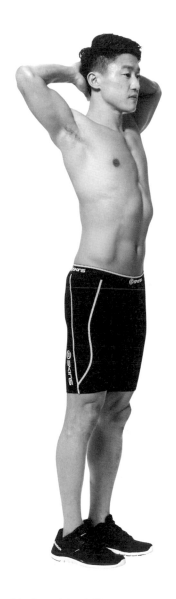

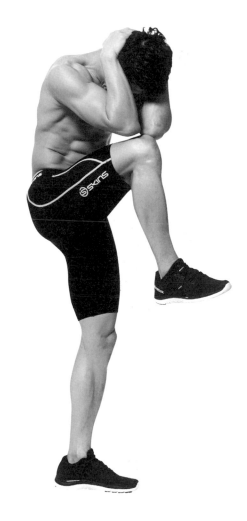

1 站姿,雙手抱頭

雙腳打開至與肩同寬站立,十指緊扣置於後腦勺。進行時請抬頭挺胸,手肘不可往身體內側併攏。

2 屈體前彎,同時將右腳抬高

右膝盡量抬高,同時拱起上半身,讓左右手肘觸膝。回到動作 **❶**,再換邊重複進行。

2 WEEK

臀部7
20次×3回合
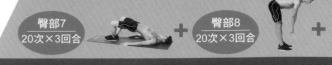
+ 臀部8
20次×3回合
+

星期一 | 臀部 9 > 站姿側抬腿

20 次×3 回合

這是消除臀部和大腿外側贅肉的最佳運動,可充分刺激臀部外側和後側的肌肉,達到提升肌肉彈力的功效。此外,進行時請務必將上身挺直,並注意雙腳伸直不彎曲。

臀小肌
臀中肌

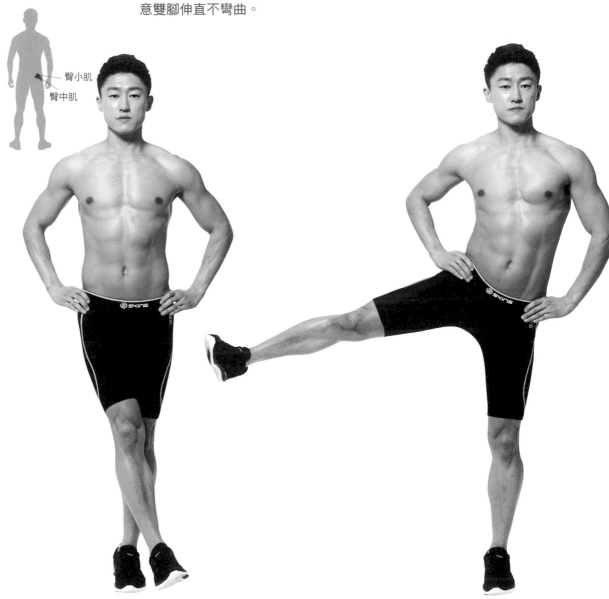

1 站姿,右腳置於左腳前交叉

雙手叉腰站立,右腳往前擺至左腳前交叉,略抬起不碰地。

2 右腳往側邊抬起

上半身挺直,將右腳盡量往外側抬高,停留 2～3 秒,再回到動作❶。接著,換邊以相同方式進行。

20 次 × 3 回合

此動作雖難度不高，卻是效果極佳的提臀運動。進行時，請保持上半身不動，將單腳盡可能向後抬高，不僅有助於提臀，亦能同時刺激腹部肌肉。

骶棘肌
股二頭肌
臀大肌

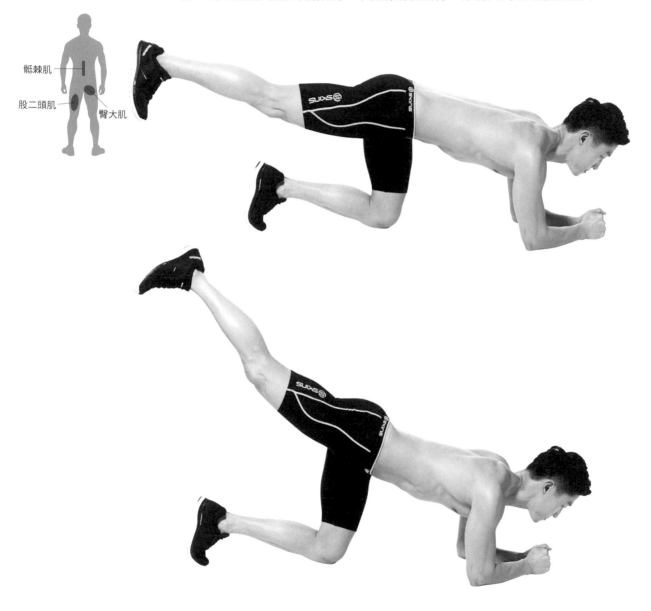

1 趴跪姿，右腳向後伸直

手肘撐地，左腳屈膝跪地，再將右腳向後伸直，使大腿、骨盆和身體呈一直線。

2 右腳向上抬高

將右腳向上抬起，保持膝蓋打直，上半身不移動，停留 2～3 秒。回到動作 ❶。再換邊重複進行。

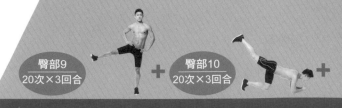

臀部9
20次×3回合

+

臀部10
20次×3回合

+

星期三 | 臀部 11 ⟩ 趴姿雙腳向上抬

20 次 × **3** 回合

此動作的難度較高，需要較佳的下身肌耐力，才能順利完成。但也正因如此，只要持續鍛鍊此動作，就能快速增強腰部、大腿、臀部的力量。

骶棘肌
股二頭肌
臀大肌

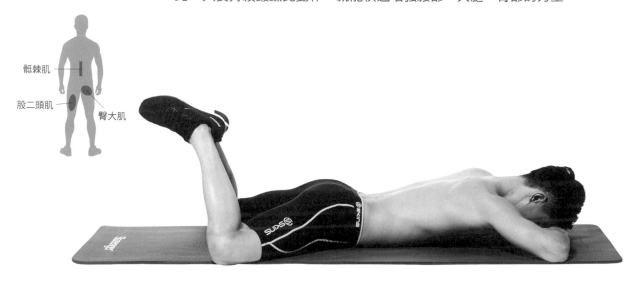

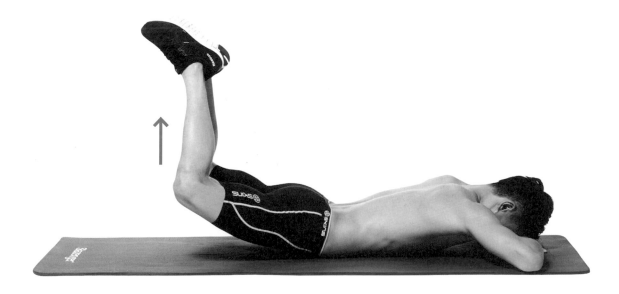

1 趴姿，左右腳掌相對抬起
平趴於地，雙臂交疊置於臉部下方，屈膝雙腳腳掌相碰抬起。

2 雙腳盡可能往上抬高
維持腳掌相碰，將雙腳向上垂直抬高，至無法再向上後放下。

2 WEEK

20次×**3**回合

這是能有效提升下身肌耐力的運動。首先，透過深蹲可鍛鍊大腿、臀部和腹部肌肉；而側抬腿則能刺激外側的臀中肌，消除臀部和大腿外側贅肉。

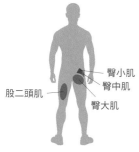

股二頭肌
臀小肌
臀中肌
臀大肌

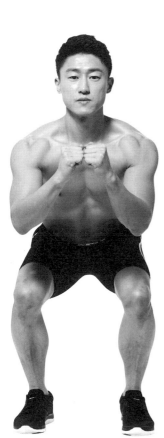

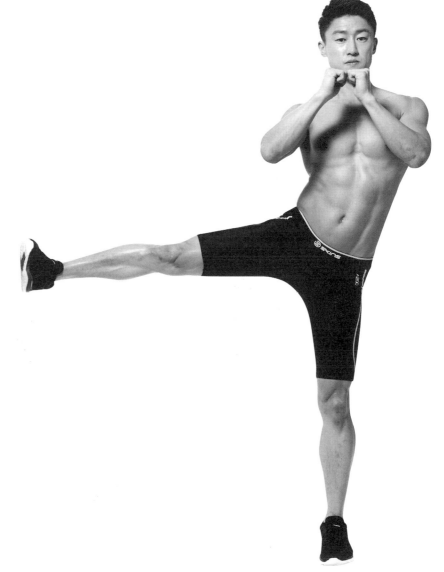

1 雙手握拳，蹲坐而下
雙腳打開至與肩同寬站立，雙手握拳置於胸前。將腰部打直，臀部往後挪慢慢蹲坐而下，呈深蹲姿。

2 起身，右腳往側邊抬高
左腳伸直，腰背挺直站立，同時將右腳往側邊踢高抬起。回到動作❶，再換邊重複進行。

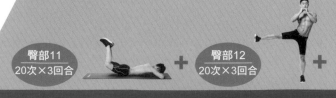

臀部11
20次×3回合

臀部12
20次×3回合

星期五 | 臀部 13 > 撐地抬腿

20次×3回合

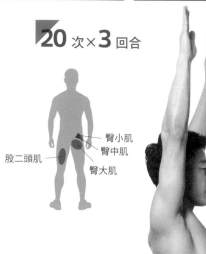

臀小肌
臀中肌
股二頭肌
臀大肌

此動作能打造結實有力的臀部肌肉；而雙手撐地時可刺激上身肌肉，是一個能同時鍛鍊上半身和下半身的複合式運動。此外，請盡可能將腳向上抬至最高，以充分伸展臀部與大腿肌肉，達到最大效益。

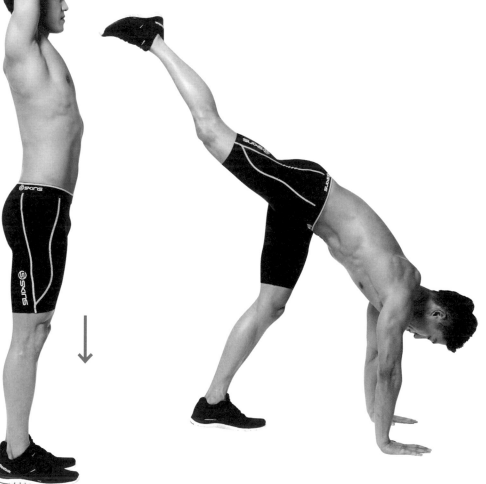

1 站姿，雙手向上伸直

雙腳併攏站立，腰背挺直，雙手向上伸直，高舉過頭。

2 雙手碰地，同時將右腳抬高

彎腰以雙手撐地，將右腳向後伸直抬至最高。回到動作 ❶，再換邊以相同方式進行。

20 次 × **3** 回合

側身撐體並打開膝蓋停留時，可充分感覺臀部肌肉被強烈刺激收縮。因此，透過此動作反覆收縮與放鬆臀大肌，即能增加臀部肌肉的彈力。

股二頭肌 —— 臀大肌

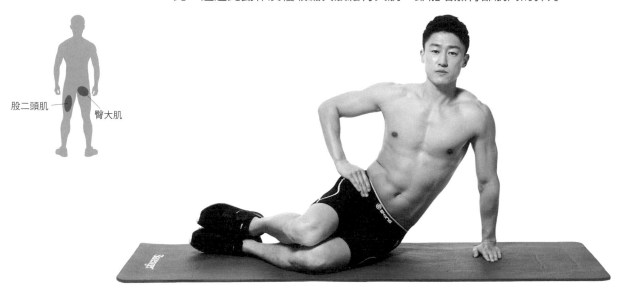

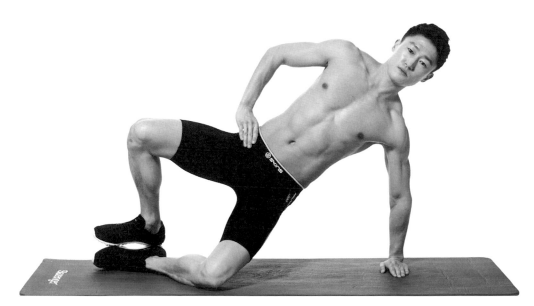

1 屈膝側坐姿，右手插腰

左手撐地側坐，雙腳併攏，膝蓋微彎，雙腳置於後方。

2 臀部抬起，呈側撐體姿

臀腿抬高，再將膝蓋打開，保持上半身呈一直線，停留 3 秒。回到動作 ❶，再換邊重複進行。

20次×3回合

股四頭肌

內轉肌

腿部2 　**交叉弓箭步**

此動作能增加大腿和臀部的彈力，鍛鍊下半身的整體肌力。尤其，當雙腳交叉時，能充分刺激大腿內側肌肉，有助消除贅肉。

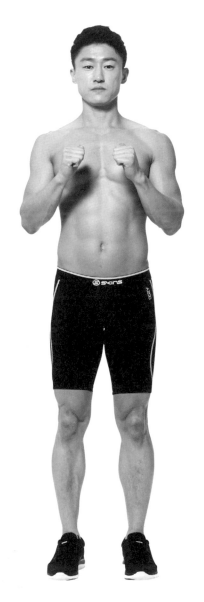

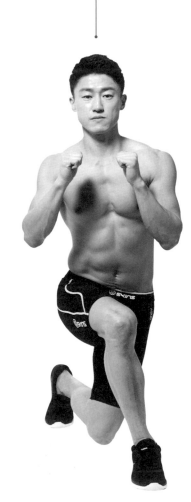

> **check point**
> 向下蹲時，左膝請勿碰地。

1 站姿，雙手握拳置於胸前

雙腳打開至與肩同寬站立，腰背挺直，雙手握拳自然置於胸前。

2 右腳往前跨步，向下蹲坐

將右腳往斜前方跨出，膝蓋彎曲90 度，呈弓箭步姿勢。回到動作❶，再換邊重複進行。

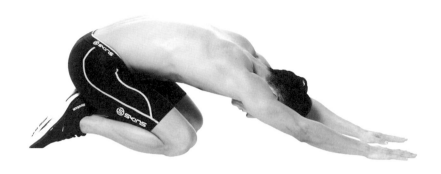

2 WEEK ≫ 星期二・四・六

20次×3回合

骶棘肌 — 背闊肌
臀大肌

腰部2 **趴姿嬰兒式**

此動作能充分收縮背肌，同時刺激臀部肌肉和支撐脊椎的背部肌肉，是能完整鍛鍊背部至臀部的雕塑運動。

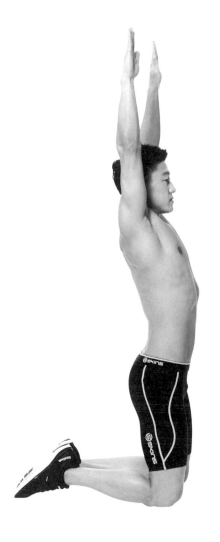

1 跪姿，雙手向前伸
雙手向前伸直趴下，上半身微彎趴地不出力。

2 起身，雙手向上伸直
利用腰部的力量，將上半身慢慢抬起，雙手打直高舉過頭，伸展腰背肌肉。

大腿2　屈膝側抬腿

只要充分鍛鍊大腿內側的內轉肌，就能打造結實、無贅肉的腿部線條。進行時，請將腳伸直並緩慢抬起，動作越慢效果越好，如此才能給予肌肉足夠的刺激，達到良好效果。

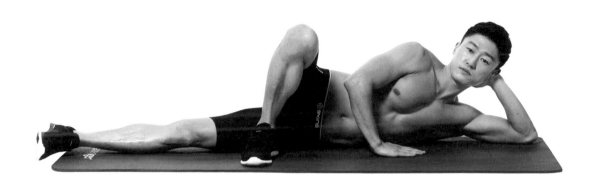

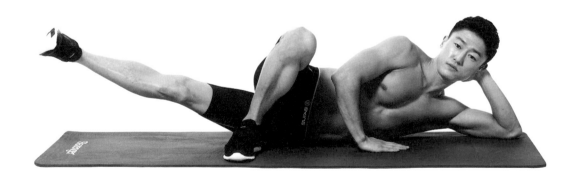

1 側躺姿，右腳置於左大腿前

左手撐頭側躺，右腳往前跨至左大腿前方，右手置於腹前，穩定身體重心。

2 左腳向上抬起

將左腳伸直，並慢慢往上抬起，充分伸展大腿內側肌肉。回到動作 ❶，再換邊重複進行。

腹部2　仰姿出拳運動

在背部緊貼地面的狀態下,雙手握拳置於胸口,再抬起後頸便能強力收縮腹部上方的肌肉。而右手朝左上方揮拳,則能鍛鍊腹部兩側的肌肉。

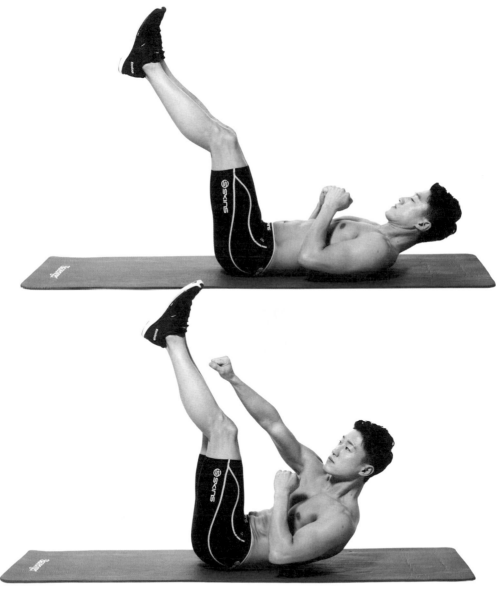

1 躺姿,雙腳向上抬起

平躺於地,雙腳併攏後抬高,雙手握拳置於胸前。

2 右手握拳向上,抬起上半身

右手朝對角線的左上方揮出,此時收縮腹部並盡量抬起上半身。回到動作 **❶**,再換邊重複進行。

107

3-4
WEEK

Step 2
彈力再提升，練出迷人微笑臀

恭喜各位，現在可以進入更高難度的進階運動，打造更具彈力、結實的性感翹臀。

截至第 2 週為止，我們的目標是喚醒在日常生活中，鮮少被使用的臀部肌肉，使之恢復應有的肌力，如此，我們才能在第 3 週，提高運動強度與次數，以達到緊實臀部的效益。因此，透過高強度的運動，你將會慢慢練出結實肌肉，同時感受腿臀肌肉的外型，變得明顯不同，曲線更立體、好看。

而第 4 週則是進一步雕塑臀部肌肉外型，尤其是臀部的側邊曲線，讓你不論是從背面看、側面看，皆能展現迷人的微笑臀線。不僅如此，一旦練出緊實翹臀，也可同步擁有俐落結實的雙腿和背部身影，讓你視覺身高長 5 公分，成為萬眾矚目的焦點！

※星期一、三、五完成臀部運動；星期二、四、六則進行其餘部位的運動。

	星期一	星期二	星期三	星期四	星期五	星期六
開始前	暖身運動	暖身運動	暖身運動	暖身運動	暖身運動	暖身運動
第三週臀部運動	臀部 13 p102 臀部 14 p103 臀部 15 p110 臀部 16 p111	腿部 3 p116 腰部 3 p118 大腿 3 p120 腹部 3 p121	臀部 15 p110 臀部 16 p111 臀部 17 p112 臀部 18 p113	腿部 3 p116 腰部 3 p118 大腿 3 p120 腹部 3 p121	臀部 17 p112 臀部 18 p113 臀部 19 p114 臀部 20 p115	腿部 3 p116 腰部 3 p118 大腿 3 p120 腹部 3 p121
第四週臀部運動	臀部 19 p114 臀部 20 p115 臀部 21 p122 臀部 22 p123	腿部 4 p130 腰部 4 p132 大腿 4 p134 腹部 4 p135	臀部 21 p122 臀部 22 p123 臀部 23 p124 臀部 24 p126	腿部 4 p130 腰部 4 p132 大腿 4 p134 腹部 4 p135	臀部 23 p124 臀部 24 p126 臀部 25 p128 臀部 26 p129	腿部 4 p130 腰部 4 p132 大腿 4 p134 腹部 4 p135
結束後	收操伸展	收操伸展	收操伸展	收操伸展	收操伸展	收操伸展

星期一 | 臀部 15 〉 單腳站立撐地

20 次×**3** 回合

此動作能充分刺激用以支撐身體的單邊臀腿肌肉，以達到提高臀部彈力和雕塑腿部線條的效果。進行時，請盡量向下彎並保持身體重心，切勿搖晃。

臀小肌
臀中肌
臀大肌

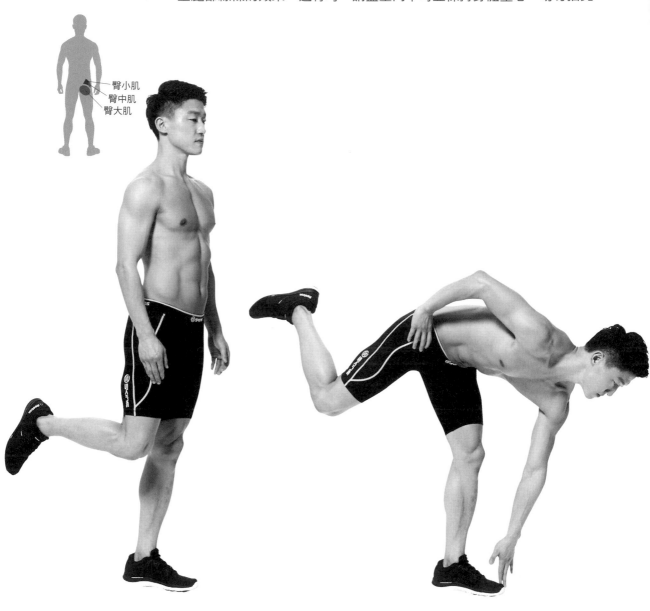

1 站姿，右膝彎曲向後抬起

腰背挺直站立，將右腳向後彎起呈 90 度。

2 彎腰向下，使左手碰左腳

保持膝蓋彎曲，慢慢彎下腰，左手觸地。回到動作 **①**，再換邊以相同方式進行。

星期一 ｜ 臀部 16 ＞ 抬腿擴胸運動

20 次×**3** 回合

這是能均勻刺激全身肌肉的運動。其中，膝蓋打直、腿向後伸展的動作具有提臀效果；而挺起胸膛的動作，則能收縮背肌，打造迷人的背部曲線。

肩胛骨周圍肌肉

臀小肌

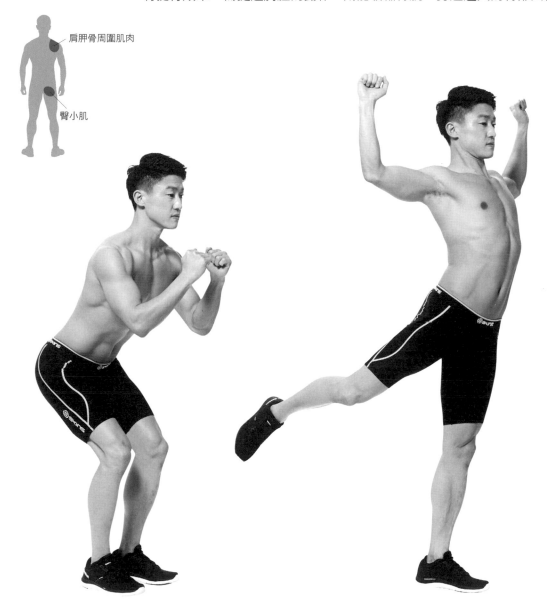

1 雙手握拳置於胸前蹲坐

腰背挺直，膝蓋微彎。手肘彎曲，雙手握拳置於胸前。

2 起身，將右腳向後抬起

打開雙臂，抬頭胸膛，將右腳向後伸展。回到動作 ❶，再換邊重複進行。

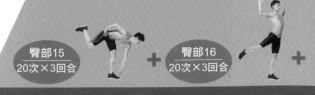

臀部15
20次×3回合

+

臀部16
20次×3回合

+

星期三 | 臀部 17 > 雙腿交叉抬高

20 次×**3** 回合

此動作能鍛鍊臀部和大腿後側肌肉而將向上抬起的腳放下時，若能和支撐身體的那隻腳交叉，更能有效刺激臀部肌肉，達到加乘的作用。

骶棘肌

股二頭肌 —— 臀大肌

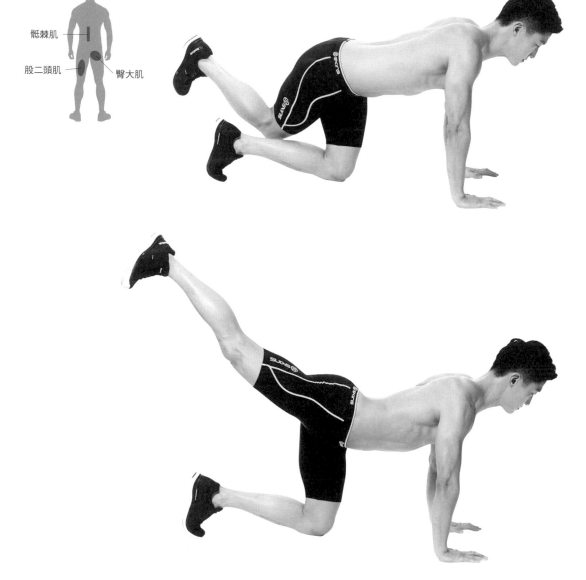

1 右腳彎曲置於左小腿上

跪姿，以手掌和左膝撐地，將右腳彎曲，並跨過左腳呈交叉狀。

2 右腳向後伸直抬高

將右腳向後伸直並向上踢，並請維持身體重心不歪斜。回到動作 ❶，再換邊進行。

星期三　臀部 18 ▶ 手肘撐地開膝蓋

20 次 × 3 回合

雖然此動作和第 2 週星期五的「側撐體開膝蓋」十分相似，但此動作是改用手肘支撐，並將整個身體抬起，因此強度更高，鍛鍊效果也更好。

肩胛骨周圍肌肉
臀小肌
臀中肌
股二頭肌
臀大肌

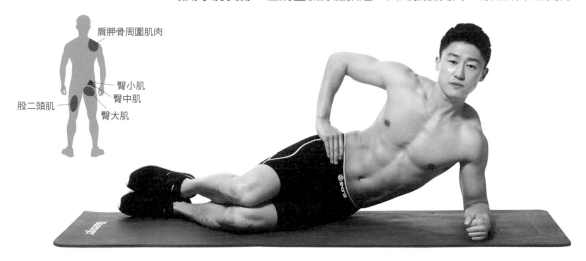

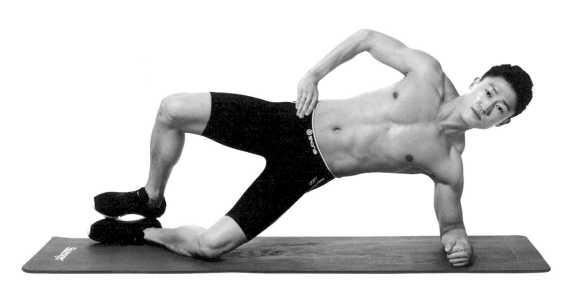

1 側躺姿，手肘撐地
側躺於地，左手肘撐地，雙腳微彎併攏，置於後方。

2 臀部向上抬起
左膝和左手臂施力，將骨盆和身體抬起，膝蓋打開；注意，此時左右腳掌不可分開。回到動作 ❶，再換邊重複進行。

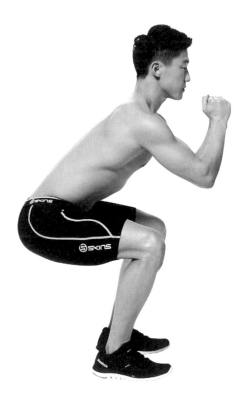
星期五 | 臀部 19 〉 深蹲運動

20 次 × **3** 回合

深蹲，是最佳的下半身運動，可充分刺激臀腿肌肉，美化線條。進行時，需注意大腿與地面需呈水平狀；若能增加反覆次數，效果更好。

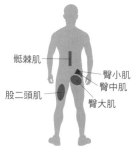

骶棘肌
股二頭肌
臀小肌
臀中肌
臀大肌

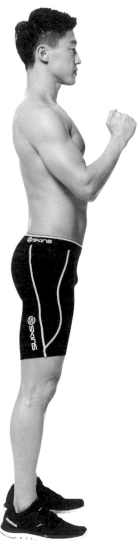

1 站姿，雙手握拳

雙腳張開至與肩同寬站立，雙手握拳置於胸前。

2 將臀部往後，蹲坐而下

腰背打直，臀部往後挪並坐下，注意膝蓋不可超過腳尖。起身後再重複此動作。

20 次 × **3** 回合

此動作結合深蹲運動，能強化核心肌群與下半身肌肉。此外，以單腳支撐身體並抬起手臂和腳的動作，亦能提升身體的平衡感與穩定度。

骶棘肌
臀小肌
臀中肌
股二頭肌
臀大肌
腓腸肌

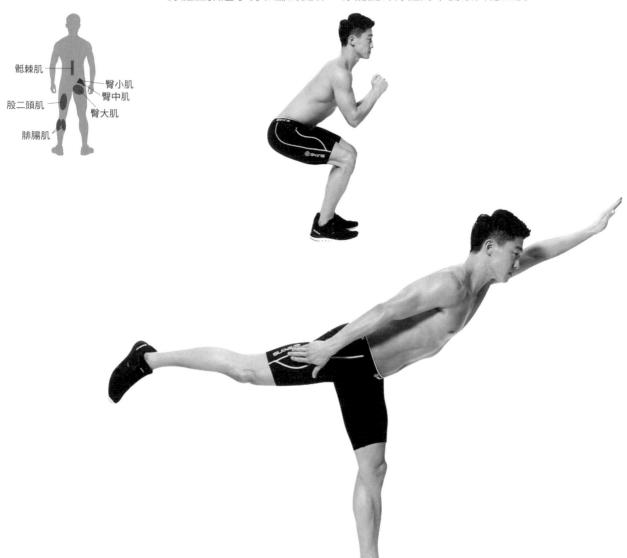

1 雙手握拳，呈深蹲姿勢

雙腳張開至與肩同寬站立，雙手握拳置於胸前。慢慢蹲坐，呈深蹲姿勢。

2 起身，伸直左手和右腳

慢慢起身，同時將左手和右腳向上抬高。回到動作 ❶，再換邊以相同方式進行。

腿部3　抬腳跟深蹲

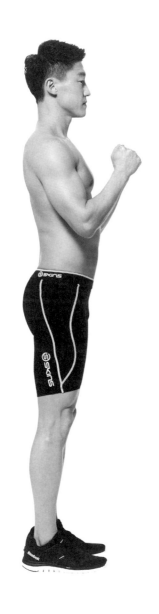

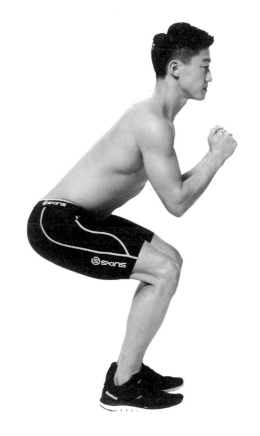

1 站姿，雙手握拳
雙腳張開至與肩同寬站立，
雙手握拳置於胸前。

2 臀部往後，蹲坐而下
腰背打直，將臀部往後挪並
坐下，至膝蓋呈直角為止。

骶棘肌

臀小肌
臀中肌
股二頭肌　臀大肌

腓腸肌

當膝蓋彎曲呈直角蹲坐姿勢時,若能抬起腳後跟並靜止 1～2 秒鐘,更能強化下半身肌肉的鍛鍊效果,尤其是小腿肌肉,亦可獲得充分的刺激與伸展。

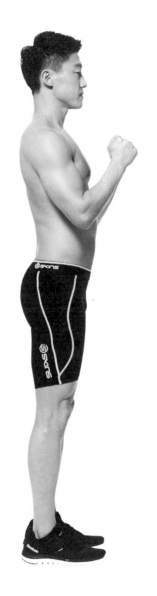
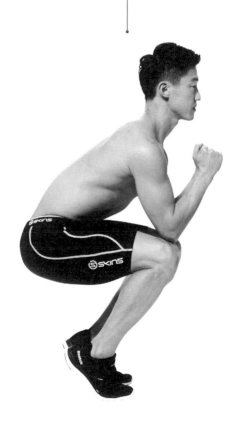

check point
注意,保持膝蓋
彎曲呈直角。

3 雙腳腳跟抬起
當膝蓋呈直角蹲坐的狀態時,
將腳後跟抬起,停留 1～2 秒。

4 起身,雙腳直立站好
慢慢起身回到動作 **❶**,再重
複進行此動作。

腰部3　比讚向上蹲舉

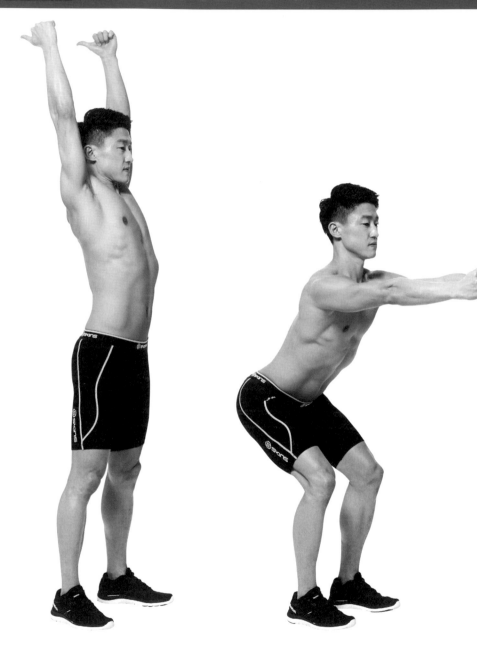

1 雙手比讚並向上伸直
雙腳張開至與肩同寬站立；
豎起大拇指並輕握拳，將雙
手高舉過頭。

2 雙手放下，臀部往後蹲坐
雙臂向前伸直，腰背挺直，膝
蓋微彎並彎下腰，向後蹲坐。

僧帽肌
骶棘肌
臀小肌
臀中肌
臀大肌
股二頭肌

這是能均勻發展全身肌肉的動作。彎腰後挺直的過程中,可充分鍛鍊骶棘肌,
和腹部周圍的肌肉。此外,進行時請務必將背部打直,以免受傷。

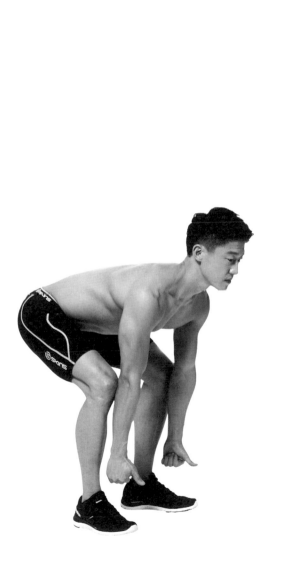

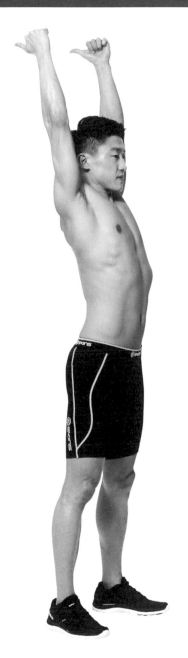

3 彎腰,使上身與地面平行
雙手朝地面慢慢往下壓,注意膝
蓋自然彎曲,不可超過腳尖。

4 起身,雙手向上伸直
接著,慢慢起身回到動作
❶,再重複進行此動作。

大腿3　捲腹 V 字抬腿

抬腿時,若使用反作用力,便無法有效刺激大腿肌肉。因此,請維持雙腳膝蓋伸直,並運用大腿的力量緩慢進行,才能真正達到運動功效。

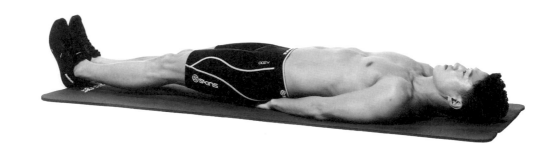

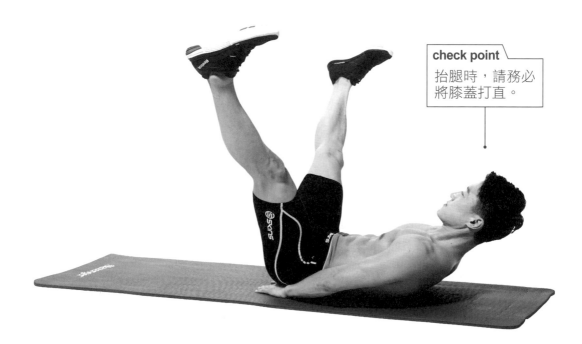

check point
抬腿時,請務必將膝蓋打直。

1 躺姿,雙手置於臀部下

平躺於地,背部緊貼地面,並以雙手墊著臀部。

2 起身並抬腿,同時打開雙腳

將雙腳盡量打開,呈 V 字形,同時將上半身抬起停留 1〜2 秒。回到動作 ❶,再重複進行此動作。

腹部3　平躺屈體捲腹

這是利用反覆收縮與放鬆腹肌，打造結實腹部的動作。捲起上半身時，要感覺腹部被擠壓，且正在強烈收縮，才能達到運動效果。

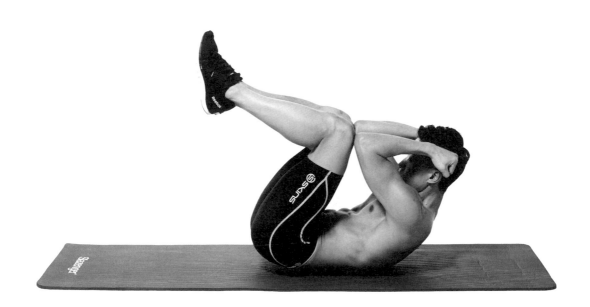

1 躺姿，四肢伸直
平躺於地，雙臂及雙腳分別打直，並稍微離地。

2 起身，使手肘與雙膝互碰
雙腳併攏抬起時，上半身同時捲起，使膝蓋和手肘相觸。回到動作 **❶**，再重複此動作。

121

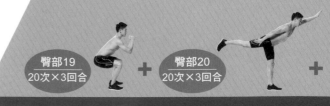

臀部19
20次×3回合

臀部20
20次×3回合

+

星期一 | 臀部 21 > 椅子超人飛

20 次×**3** 回合

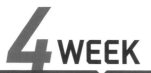

肩胛骨周圍肌肉

骶棘肌

股二頭肌

臀大肌

此動作可伸展手臂和腿部肌肉,並同時刺激臀部肌肉,進而打造充滿彈力、好看的背姿。呈趴姿時,建議使用高度能輕輕撐住腹部的椅子、健身球或軟墊等,效果更好。

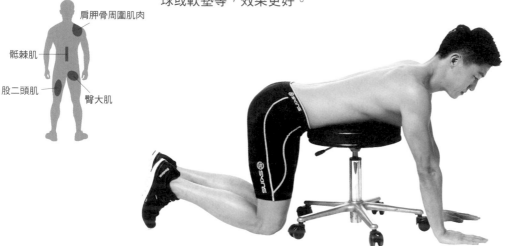

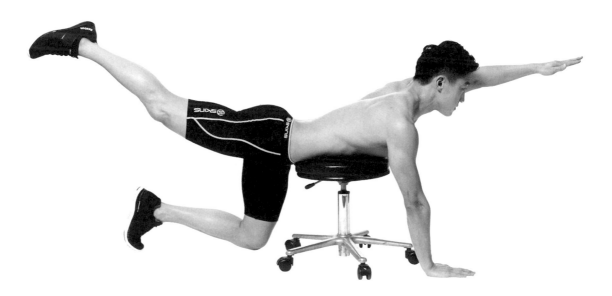

1 趴在椅上,四肢撐地

將椅子墊於腹部趴下。雙腳併攏並同時踮起腳尖,手掌和膝蓋觸地。

2 左手和右腳同時伸直抬高

將左手和右腳同時伸直,並盡量抬高,停留 1～2 秒。回到動作 ❶,再換邊以相同方式進行。

星期一 ┃ 臀部 22 ＞ 抬腿提臀運動

20 次 × **3** 回合

這是能雕塑完美臀腿肌肉與線條的運動。將雙腳墊高放至椅上，更能刺激膝蓋關節周圍的肌肉，同時強化小腿肌肉的收縮，加乘運動效果。

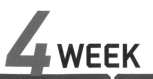

骶棘肌
股二頭肌
臀大肌
膕肌
腓腸肌

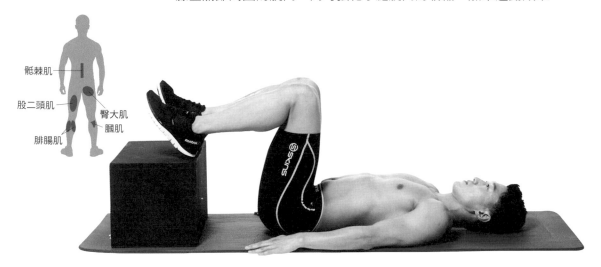

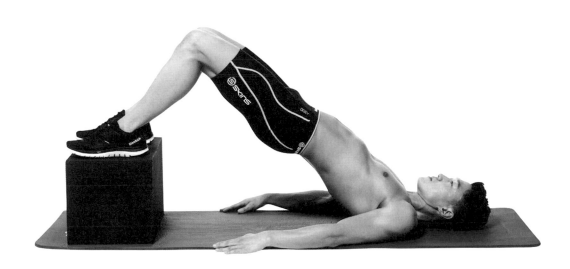

1 平躺，雙腳抬起置於椅上
屈膝平躺，雙臂平放於身體兩側，並將雙腳放至椅上。

2 抬臀，使身體呈一直線
吐氣，抬起臀部，停留 1～2 秒。吸氣，再將臀部放下。

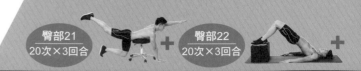

星期三 | 臀部 23 > 跪姿伸腿旋轉

20 次×3 回合

此動作能充分刺激用以支撐身體的單側臀腿肌肉,以達到提高臀部彈力和雕塑腿部線條的效果。進行時,請盡量向下彎並保持身體重心,切勿搖晃。

骶棘肌
臀小肌
臀中肌
股二頭肌
臀大肌

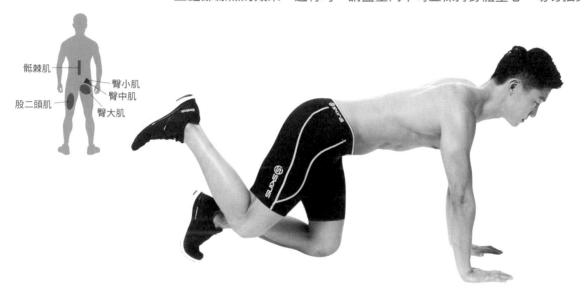

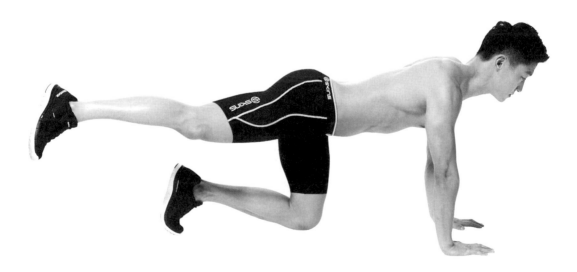

1 跪姿,右腳屈膝略抬起

跪於地面,以雙手和膝蓋撐地,右腳彎曲並略抬起。

2 右腳向後伸直

將右腳向後抬起伸直,並與大腿和身體呈一直線。

若能將抬起的那隻腳大幅旋轉，其消除贅肉和強化肌力的效果會更好。此外，
進行時請務必將腳伸直，才能徹底刺激臀部肌肉。

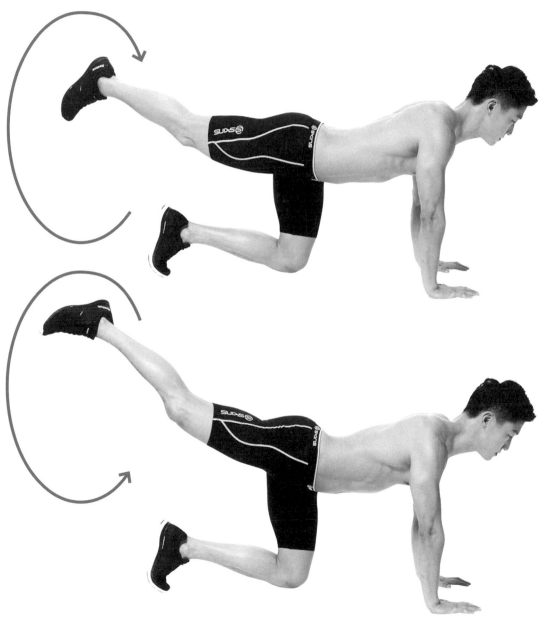

3 右腳往順時針方向轉圈

維持膝蓋打直的狀態，將腳抬
高並往順時針方向轉動一圈。

4 再往逆時針方向轉一圈

往逆時針方向轉動一圈。回到
動作 ❶，再換重複進行。

星期三 | 臀部 24 > 摸地深蹲跳

20 次 × **3** 回合

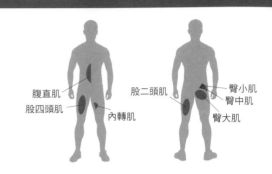

腹直肌
股四頭肌
股二頭肌
內轉肌
臀小肌
臀中肌
臀大肌

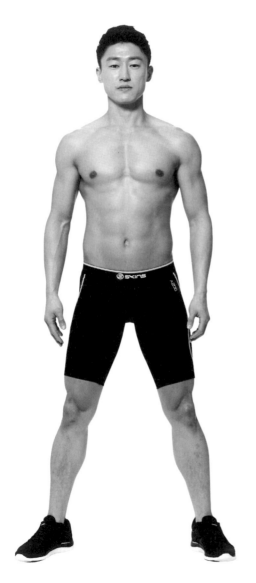

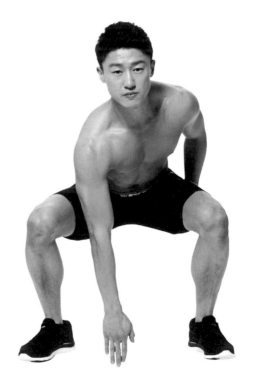

1 站姿，雙手垂放與兩側
腳尖朝外站立，雙腳張開至
略比肩寬。

2 向下蹲坐，右手碰地
腰部挺直，膝蓋朝外屈膝蹲
坐，同時右手碰地。

進行深蹲運動時，若將雙腳張得越開、蹲坐越低，更能刺激下半身肌肉，進而打造零贅肉的結實大腿。此項動作的重點，即是將深蹲→跳躍→深蹲的動作相連，提升運動強度。

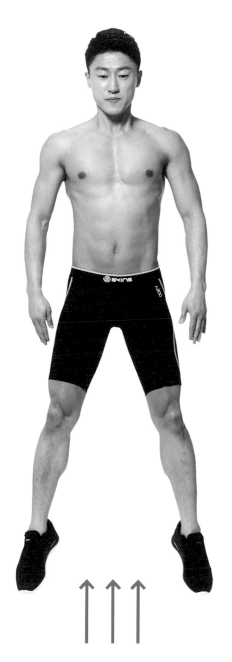

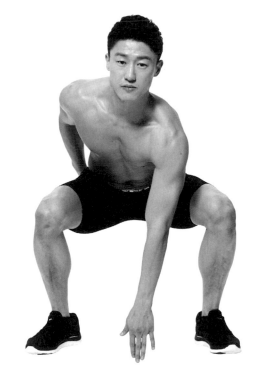

3 雙腳伸直，向上跳起
用力跳起，使身體騰空。

4 再次蹲下，左手碰地
向下時，保持腰部挺直，
並將膝蓋朝外蹲坐而下，
同時以左手碰地。

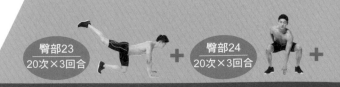
20 次 × **3** 回合

這是單腳向前跨、身體垂直往下壓,並重複起身、蹲坐的運動。利用此動作反覆收縮和放鬆肌肉,即能打造結實且線條鮮明的腿部肌肉。

股四頭肌

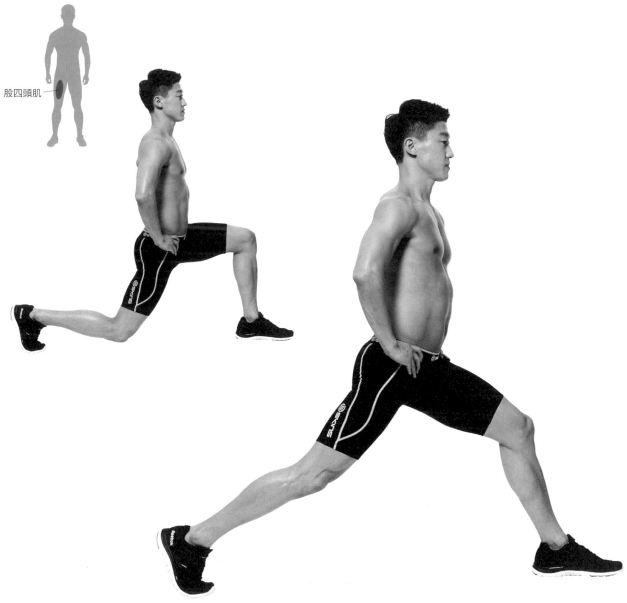

1 左腳往前跨,呈弓箭步姿

左腳向前跨出一大步,膝蓋彎曲呈直角;吐氣,同時彎曲右膝,使之幾乎碰地。

2 起身,右腳伸直

大口吸氣,同時慢慢起身,將右膝打直。回到動作 ❶,再換邊以相同方式進行。

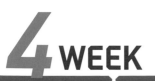

20 次 × 3 回合

固定腳的位置越高，其所施加在臀腿的刺激就會越大，因此建議配合自己的運動量和肌力，調整健身球、沙發、床、桌子等用來支撐腳的物體高度。

臀大肌

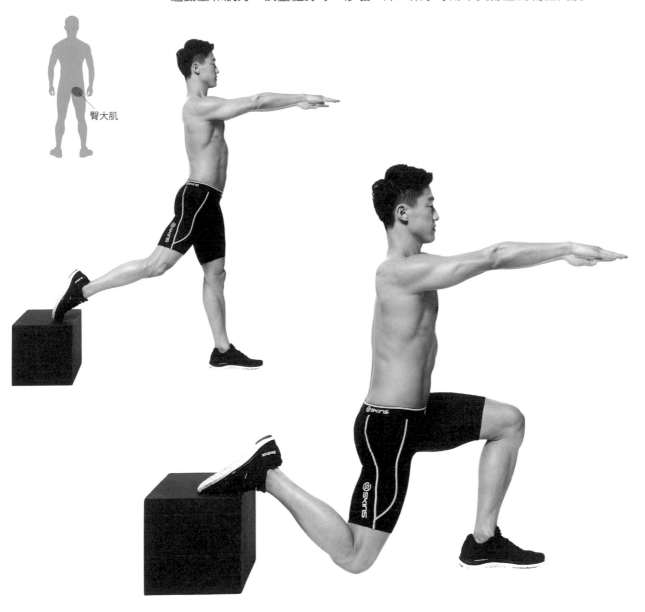

1 右腳置於椅上，單腳站立

站姿，雙臂向前平舉，右腳尖放至椅上。

2 向下蹲坐，至右膝快碰地

彎曲右膝，至快碰地再起身；注意，左膝不可超過腳尖。回到動作 **❶**，再換邊重複進行。

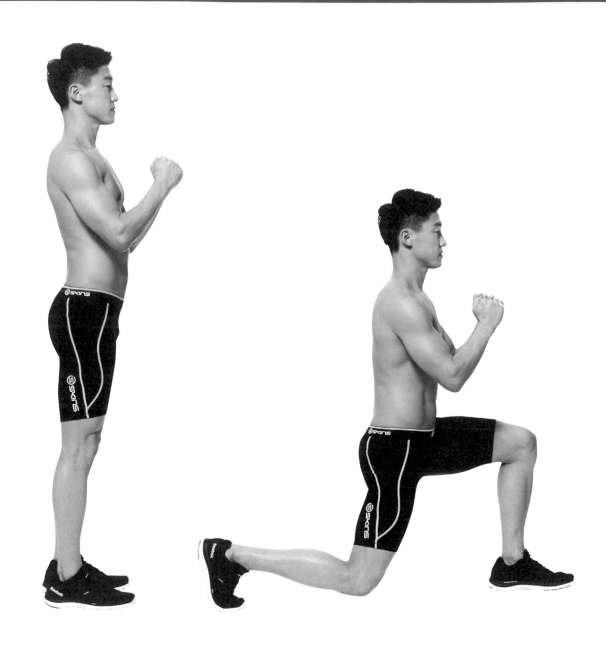

1 站姿，雙手握拳
雙腳張開至與肩同寬站立，
雙手握拳置於胸前。

2 左腳向前跨，呈弓箭步姿
左腳向前跨一大步，使膝蓋彎
曲呈直角；右膝彎曲至快碰
地，呈弓箭步姿。

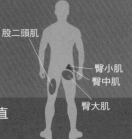

股二頭肌

臀小肌
臀中肌

臀大肌

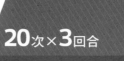

20次×**3**回合

這是連續進行弓箭步和深蹲運動，以反覆刺激下半身的動作。膝蓋越接近直角、步距越大，臀部肌肉所受到的刺激越強。但請注意膝蓋不可超過腳尖。

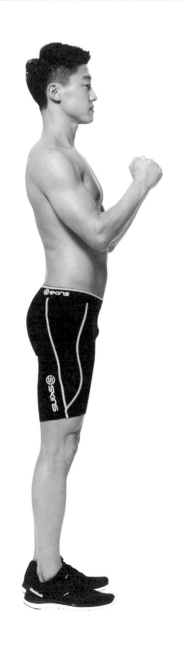

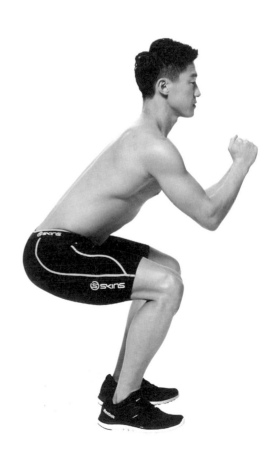

3 起身，回到動作 ❶

慢慢起身，將右膝打直，左腳往後收回站起。

4 臀部向後，蹲坐而下

腰部挺直，將臀部慢慢往後挪並蹲坐而下，停留 1～2 秒。接著起身，回到動作 ❶，再換邊重複進行。

131

腰部4　趴姿超人飛

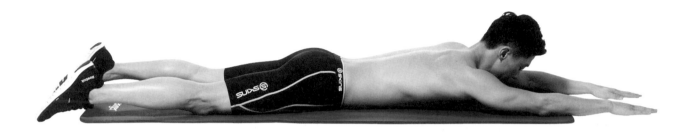

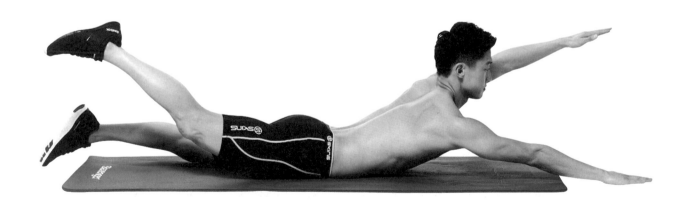

1 趴姿，臉部朝下
平趴於地，四肢伸直，頭部
略抬起，視線朝下。

2 同時抬起左手和右腳
腰部施力，將左手臂和右腳
慢慢抬起再放下。

這是能同時鍛鍊背部、腰部、臀部、大腿等肌肉的高強度全身性運動，連平常幾乎不太常使用的下背肌肉，也可有效刺激。

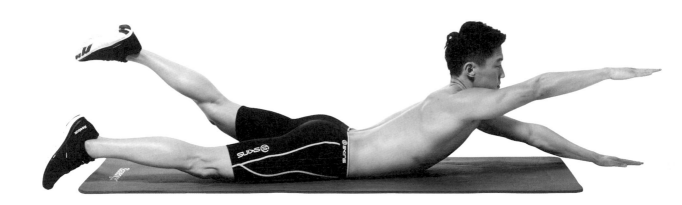

check point

進行所有動作時，應使用肌肉的力量，而非反作用力。

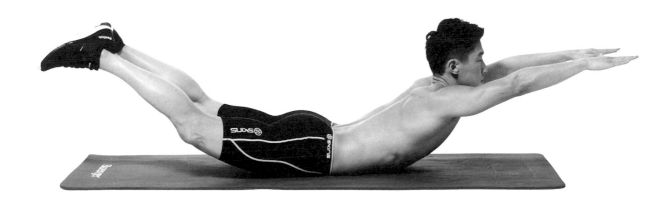

3 換抬起右手和左腳

換將右手臂和左腳慢慢抬起，再慢慢放下。

4 四肢同時離地抬起

最後，將雙臂和雙腳同時抬起，停留 1～2 秒。回到動作 ❶，再重複進行此動作。

4 WEEK ▶▶▶
星期二・四・六

20次×3回合

闊筋膜張肌
臀小肌
臀中肌
臀大肌

大腿4 側躺向上踢腿

以側躺的身體為基準，當抬腿的高度不同時，其所受到的刺激也會有所差異。當腳垂直抬起時，能刺激臀中肌；腳往後抬時，能刺激臀大肌；而腳往前抬時，則能刺激側面的闊筋膜張肌。

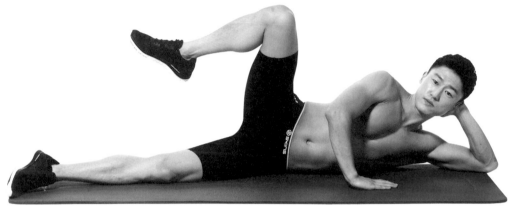

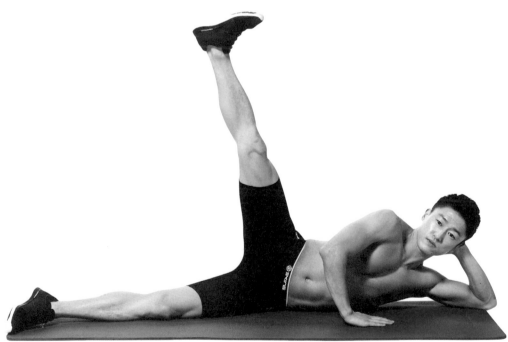

1 側躺姿，將右腳彎曲

左手撐頭側躺。將右腳彎曲抬起，靠近上半身，使小腿和地面呈水平直線。

2 右腳向上伸直抬高

將膝蓋打直，右腳往上踢。回到動作 ❶，再換左邊以相同方式進行。

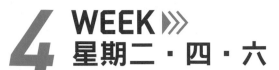

4 WEEK »>
星期二・四・六

20次×**3**回合

內／外腹斜肌
腹直肌

腹部4　交叉捲腹

這是能修飾側腹部贅肉，並雕塑線條的動作。動作時，需感覺身體被扭轉，而不是單純的將上半身抬起。

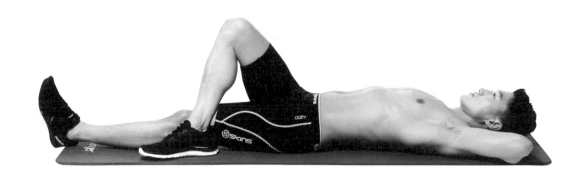

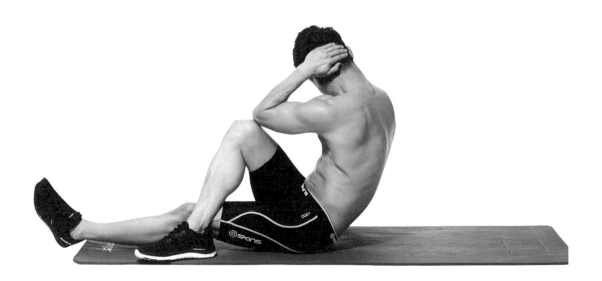

1 躺姿，右腳置於左大腿旁
平躺於地，右腳屈膝並踩在左膝旁，手臂緊貼後腦勺。

2 起身，左手肘碰右膝蓋
將上半身朝右扭轉，並用左手肘輕觸右膝蓋。回到動作 ❶，再換邊重複進行。

肌力訓練 Q&A

鍛鍊下半身時，容易發生的 4 個問題

Q 為什麼臀部肌肉對人體而言這麼重要？一定要練嗎？

臀部，可説是人體肌肉分佈面積最大的肌群。然而，由於我們平常鮮少「直接」使用臀部運動，而多半是「動雙腳」，因而讓我們忘記臀部，使之肌力逐漸衰落；事實上，**許多腳部的運動傷害，皆是因臀部肌力不足所致**，因此，鍛鍊臀部、提升臀部肌力是非常重要的。

此外，進行腹部、腰部和核心肌群等其他部位運動時，實際上所運用的也是臀部肌肉。因此，若沒有健壯的臀部肌肉，是不可能正確且順利地完成身體其餘部位的運動。尤其，若各位想增加下半身特定部位的肌力或線條，更應該先強化臀部肌肉，才能達到顯而易見的運動成效。

Q 我雖然體重很標準，但因為屁股大，看起來很胖，怎麼辦？

這是一般人常見的煩惱，特別是女性。基本上關於臀部的困擾，大致可分為兩種，一是臀部比其他部位大；二是臀部下垂。

其實，沒有人是天生屁股大，其大部分皆是與久坐有關。因為缺乏運動，脂肪就會不斷地囤積在臀部，導致臀部越來越大。至於臀部下垂，則可能與脊椎末梢陷入身體內側有關。由於脊椎末梢和臀部肌肉相連，一旦臀部肌力不足，脊椎就會脫離原來的位置，進而導致臀部下垂。

想同時解決屁股大與下垂，方法只有一個，就是提升臀部的肌力。除了深蹲，也可多做單腳站立側抬腿，或扶著椅子進行後抬腿的運動。此外，我建議每天進行全身肌力訓練，並搭配有氧運動，以加速減少臀部脂肪，同時增加肌肉量，達到提臀、視覺身高長高的效果。

Q 我是中等身材，但有些衣服總是撐不起來，應加強什麼訓練呢？

有些人雖然不瘦也不胖，但因臀部沒什麼線條，以致穿起某些衣服時總是覺得少了些什麼。尤其男性，因為先天的臀部與下半身比例較小，也因而忽略了這方面的訓練。其實，完美的身材不是瘦、小就好，而是要有適當的肌肉，才能打造不論穿什麼都好看的模特兒身材。因此，若你的臀部又小又扁、看起來乾癟無肉，就必須持之以恆地運動，好好鍛鍊一番。

此外，雖然依據計劃表規律地運動很好；但更重要的，是運動時「能否施加適當的力量，充分刺激肌肉」。因為**唯有「給肌肉足以感到疼痛的刺激並充分休息」，才能逐漸增加肌肉量**，鍛鍊出不論穿什麼都好看的衣架身材。

Q 我是久坐工作者，屁股時常痠痛，適合運動嗎？是否會受傷？

長時間久坐者，因缺乏核心肌群的訓練，導致腰部和腹部的肌力逐漸減弱，間接造成臀部痠麻、疼痛等不適症狀。事實上，**想紓緩腰酸背痛，更應該進行臀部運動和全身伸展操，並加強核心肌群的鍛鍊**。

因此，建議工作需久坐者，不時起身走動、伸展，就算只有幾秒鐘也行；藉由扭腰或挺身等動作，放鬆僵硬的腰背肌肉。然而，若是疼痛感過於嚴重，請務必尋求醫師或專業健身教練的協助與評估，切勿冒然運動，以免造成更嚴重的傷害。

持之以恆鍛鍊，
一定會看到成果

李凡秀
透過核心訓練，輕鬆打造性感翹臀

運動時間 8 週
體脂肪減少15%，肌肉量增加10%

演員李凡秀是透過 1 週 3 次、1 天 40 分鐘的「不停歇核心訓練」，練出彈力十足的下半身線條。所謂的不停歇核心訓練，是指中途完全不休息，同時進行上半身和下半身的運動，藉以提高心肺能力和肌力表現。例如，慢跑時，雙手拿著啞鈴進行肩膀、手臂和背部運動；或連續進行 6~7 種高強度肌力訓練；也就是盡可能在 40 分鐘內，完成有氧、上半身、下半身、腹部運動的訓練。

飲食以高蛋白、高纖維為主

高強度的核心訓練，是利用身體而非器材，達到強化肌力的作用，因此負荷量相對提高，也更加艱辛；此外，亦必須嚴格遵守飲食控制，以「高蛋白、高纖維」為主。然而李凡秀從不偷懶，努力地讓運動次數達到最大化，並徹底遵守飲食計劃。

然而，嚴酷的運動計劃逐漸來到令人感到筋疲力盡的第二週，他更是憑著意志力，努力完成我所安排的運動菜單。然而，每天面對自己的身體，無法明顯感受當中的改變，不過卻能透過媒體的正面評價：「演員李凡秀的造型變好看」、「腿看起來變長了」等，提升運動時的自信。

靠毅力和專注力，打造結實肌肉

李凡秀說，即使持續運動十多年，卻始終無法打造夢寐以求的身材，因此他才會前來尋求我的協助。他憑藉強烈的意志力和高度專注力，耗時 8 週，練出宛如雕刻般的結實肌肉身材。至此之後，持續和我一起運動，且對自我的管理相當嚴格，不論工作再怎麼疲累，他也會遵守一週運動 5 次的計劃，也正因拜意志力所賜，他才得以練出如此令人稱羨的好身材。

宋仲基
打造自然又具野性美的臀腿線條

運動時間 12 週
體脂肪減少8%，肌肉量增加8%

長期和我一起運動的宋仲基，某天帶著電影〈狼少年：不朽的愛〉的劇本前來，希望他的身材除了繼續保持精細的線條外，也能打造粗獷的肌肉曲線，以符合角色。於是我馬上定下密集的訓練課程。

第一個月以提高體力、增加肌肉量和增重為目標。這個月的訓練動作雖不大，但皆是需施力全身的深蹲、伏地挺身、弓箭步、仰臥起坐等，且每個動作要重複 15 次，共 5 回合。第二個月則透過集中鍛鍊臀部和大腿的運動，打造細部肌肉，例如原地跳躍、弓箭步、側併步等，每個動作重複 20 次，共 5 回合。此外，他也進行了中途完全不休息的有氧肌力運動，幫助提高心肺能力。最後才得以練出比訓練前，更為自然且富野性美、結實卻不誇張的肌肉曲線。

HealthTree
健康樹 健康樹系列059

最強燃脂肌力訓練，改變你的體態

作　　者	鄭周鎬
譯　　者	林育帆
副總編輯	陳永芬
責任編輯	周書宇
封面設計	張天薪
內文排版	菩薩蠻數位文化有限公司

出版發行	采實出版集團
行銷企劃	黃文慧・王珉嵐
業務經理	廖建閔
業務發行	張世明・楊筱薔・鍾承達・李韶婕
會計行政	王雅蕙・李韶婉
法律顧問	第一國際法律事務所　余淑杏律師
電子信箱	acme@acmebook.com.tw
采實文化粉絲團	http://www.facebook.com/acmebook

I S B N	978-986-5683-92-4
定　　價	360元
初版一刷	2016年2月25日
劃撥帳號	50148859
劃撥戶名	采實文化事業有限公司
	104台北市中山區建國北路二段92號9樓
	電話：（02）2518-5198
	傳頁：（02）2518-2098

國家圖書館出版品預行編目資料

最強燃脂肌力訓練，改變你的體態 / 鄭周鎬作；
林育帆譯. - - 初版. - - 臺北市：采實文化，民105.02
面； 　公分. -- （健康樹系列；59）
譯自：남자의 어깨를 완성하는 절대 10분 / 남자의 힙
을 완성하는 절대 10분
ISBN　978-986-5683-92-4（平裝）

1.健身運動　2.運動健康

411.711　　　　　　　　　　　　　　　104026893

남자의 어깨를 완성하는 절대 10분 / 남자의 힙을 완성하는 절대 10분
Copyright ⓒ 2015 by Jung, Ju Ho
All rights reserved.
Original Korean edition was published by VITABOOKS, an imprint of HealthChosun Co., Ltd
Complex Chinese(Mandarin) Translation Copyright© 2016 by ACME Publishing Co., Ltd
Complex Chinese(Mandarin) translation rights arranged with VITABOOKS, an imprint of
HealthChosun Co., Ltd through AnyCraft-HUB Corp., Seoul, Korea & M.J AGENCY

采實文化　暢銷新書強力推薦

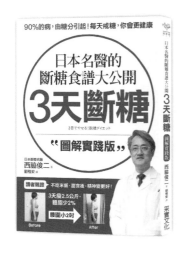

網路點閱破 50 萬人，
斷糖飲食【圖解實踐版】正式登台

收錄名醫的「斷糖食譜」&「一週斷糖生活」

西脇俊二◎著／劉格安◎譯

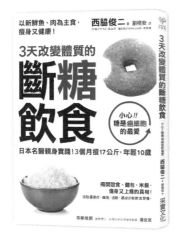

日本名醫親身實踐，
3個月瘦17公斤，精神變更好

消除憂鬱症、肥胖、過敏、癌症的飲食新習慣

西脇俊二◎著／劉格安◎譯

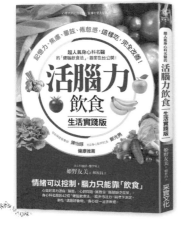

心的問題，是「腦部缺乏能量」
身心科名醫公開 42 招「健腦飲食法」

選擇「活腦好食物」的訣竅，都在本書裡！

姬野友美◎著／賴祈昌◎譯

采實文化　暢銷新書強力推薦

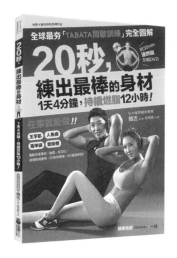

1天4分鐘！持續燃脂12小時！「TABATA間歇訓練」完全圖解

網路瘦身達人一休，健康推薦

韓吉◎著／林育帆◎譯

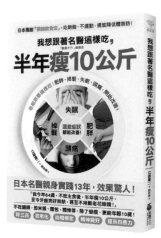

日本獨創限醣飲食法，吃飽飽、不運動，就能降體脂！

不吃主食及甜點，身體越變越年輕！

江部康二◎著／賴祈昌◎譯

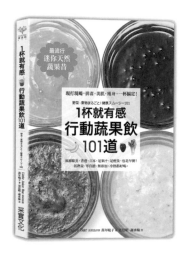

果汁 x 沙拉 x 輕食 x 早餐，首創 4 in 1 健康飲！

低熱量 · 零負擔 · 無添加，冷熱都好喝！

萬年曉子◎著／葉廷昭・謝承翰◎譯

采實文化　采實文化事業股份有限公司
ACME PUBLISHING

10479台北市中山區建國北路二段92號9樓
采實文化讀者服務部　收
讀者服務專線：（02）2518-5198

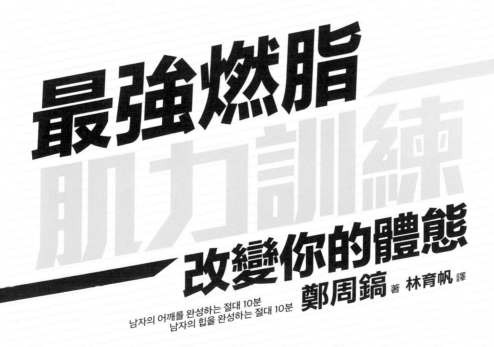

最強燃脂
肌力訓練
改變你的體態
鄭周鎬 著　林育帆 譯
남자의 어깨를 완성하는 절대 10분
남자의 힙을 완성하는 절대 10분

健康樹系列專用回函

系列：健康系列 059
書名：**最強燃脂肌力訓練，改變你的體態**

讀者資料（本資料只供出版社內部建檔及寄送必要書訊使用）：

1. 姓名：

2. 性別：□男　□女

3. 出生年月日：民國　　　　年　　　　月　　　　日（年齡：　　　　歲）

4. 教育程度：□大學以上　□大學　□專科　□高中（職）　□國中　□國小以下（含國小）

5. 聯絡地址：

6. 聯絡電話：

7. 電子郵件信箱：

8. 是否願意收到出版物相關資料：□願意　□不願意

購書資訊：

1. 您在哪裡購買本書？□金石堂（含金石堂網路書店）　□誠品　□何嘉仁　□博客來

　　□墊腳石　□其他：＿＿＿＿＿＿＿＿＿＿＿＿（請寫書店名稱）

2. 購買本書日期是？＿＿＿＿年＿＿＿＿月＿＿＿＿日

3. 您從哪裡得到這本書的相關訊息？□報紙廣告　□雜誌　□電視　□廣播　□親朋好友告知

　　□逛書店看到　□別人送的　□網路上看到

4. 什麼原因讓你購買本書？□喜歡作者　□熱愛健身　□被書名吸引才買的　□封面吸引人

　　□內容好，想買回去做做看　□其他：＿＿＿＿＿＿＿＿＿＿＿＿＿＿＿＿＿（請寫原因）

5. 看過書以後，您覺得本書的內容：□很好　□普通　□差強人意　□應再加強　□不夠充實

　　□很差　□令人失望

6. 對這本書的整體包裝設計，您覺得：□都很好　□封面吸引人，但內頁編排有待加強

　　□封面不夠吸引人，內頁編排很棒　□封面和內頁編排都有待加強　□封面和內頁編排都很差

寫下您對本書及出版社的建議：

1. 您最喜歡本書的特點：□圖片精美　□實用簡單　□包裝設計　□內容充實

2. 您最喜歡本書中的哪一個章節？原因是？

＿＿

＿＿

3. 您最想知道哪些關於健康、生活方面的資訊？

＿＿

＿＿

4. 未來，您還希望我們出版哪一方面的書籍？

＿＿

＿＿